Priyanka Mantri

Aceleradores em Ortodontia

Priyanka Mantri

Aceleradores em Ortodontia

Acelerar o tratamento ortodôntico

ScienciaScripts

Cover image: www.ingimage.com

This book is a translation from the original published under ISBN 978-613-9-45572-0.

Publisher:
Sciencia Scripts
is a trademark of
Dodo Books Indian Ocean Ltd. and OmniScriptum S.R.L publishing group

120 High Road, East Finchley, London, N2 9ED, United Kingdom
Str. Armeneasca 28/1, office 1, Chisinau MD-2012, Republic of Moldova, Europe
Printed at: see last page
ISBN: 978-620-8-22761-6

Conteúdo

INTRODUÇÃO ... 3

EFEITO DA CORTICOTOMIA NA MOVIMENTAÇÃO DENTÁRIA ORTODÔNTICA .. 4

HISTÓRIA ... 6

EFEITO DA OSTEOGÉNESE DE DISTRACÇÃO NA MOVIMENTAÇÃO DENTÁRIA ORTODÔNTICA ... 24

FASES DA OSTEOGÉNESE DE DISTRACÇÃO ... 27

EFEITO DA DECORTICAÇÃO COM BROCA SEM RETALHO NO MOVIMENTO DENTÁRIO ORTODÔNTICO ... 30

EFEITO DA ÁREA DESMINERALIZADA POR ETCHANT NO MOVIMENTO DENTÁRIO ORTODÔNTICO EM COELHOS[20] ... 33

EFEITO DA ORTODONTIA LINGUAL NA MOVIMENTAÇÃO DENTÁRIA ORTODÔNTICA ... 36

EFEITO DE BRACKETS AUTOLIGÁVEIS NA MOVIMENTAÇÃO DENTÁRIA ORTODÔNTICA ... 43

EFICÁCIA DA TERAPIA LASER DE BAIXA INTENSIDADE NA REDUÇÃO DO TEMPO DE TRATAMENTO E DA DOR ORTODÔNTICA[26] ... 44

EFEITO DA RESSONÂNCIA MAGNÉTICA NO MOVIMENTO DENTÁRIO ORTODÔNTICO[27] ... 47

EFEITO DO CAMPO ELECTROMAGNÉTICO PULSADO NO MOVIMENTO DENTÁRIO ORTODÔNTICO (PEMF)[28] ... 52

EFEITO DOS MEDICAMENTOS NA MOVIMENTAÇÃO DENTÁRIA ORTODÔNTICA[29] ... 55

EFEITOS DA RELAXINA HUMANA NO MOVIMENTO DENTÁRIO ORTODÔNTICO E NOS LIGAMENTOS PERIODONTAIS EM RATOS ... 58

EFEITOS DO ÓXIDO NÍTRICO NA MOVIMENTAÇÃO DENTÁRIA ORTODÔNTICA EM RATOS[33] ... 61

EFEITO DA NICOTINA NA MOVIMENTAÇÃO DENTÁRIA ORTODÔNTICA ... 63

EFEITO DO CAFÉ NA MOVIMENTAÇÃO DENTÁRIA ORTODÔNTICA[37] ... 66

EFEITO DA QUIMIOCINA NA MOVIMENTAÇÃO DENTÁRIA ORTODÔNTICA[38] ... 69

EFEITO DO STRESS E DA INTERLEUCINA NA MOVIMENTAÇÃO DENTÁRIA ORTODÔNTICA[39] ... 71

INTRODUÇÃO

Todos os pacientes ortodônticos ficam entusiasmados com a possibilidade de reduzir o tempo de tratamento. Diante dessa constante demanda por tratamentos mais curtos, ortodontistas de todo o mundo têm buscado, cada vez mais, formas de aumentar a eficiência do tratamento ortodôntico. A busca por essa eficiência, ou seja, novas abordagens para diminuir o tempo de tratamento sem abrir mão de resultados ótimos, tornou-se um dos principais objetivos da Ortodontia. Sistemas de braquetes de baixo atrito e autoligáveis, fios pré-formados por robôs, retração rápida dos caninos e corticotomias alveolares são exemplos de abordagens que visam reduzir o tempo necessário para a terapia ortodôntica.

Uma vez que a promessa de um tratamento mais rápido tem um apelo comercial considerável, os ortodontistas são confrontados com o grande desafio de analisar criticamente as opções disponíveis, distinguindo os avanços genuínos em abordagens de tratamento alternativas de outras mais orientadas para o financiamento e não comprometidas com a melhoria da qualidade do serviço para os nossos pacientes. O tratamento ortodôntico típico leva de 18 a 36 meses. O tempo de tratamento depende das distâncias que os dentes precisam de ser movidos, dos objectivos do tratamento, do tipo de técnicas utilizadas e da cooperação do paciente, o que também é conhecido como tratamento ortodôntico acelerado. Vários esforços são feitos para aumentar os movimentos dos dentes.

EFEITO DA CORTICOTOMIA NA MOVIMENTAÇÃO DENTÁRIA ORTODÔNTICA

Os dentes mal posicionados são responsáveis por aberrações estéticas e oclusais em muitos adultos. Os pacientes frequentemente renunciam ao tratamento ortodôntico devido à sua longa duração. O movimento ortodôntico tradicional é o resultado da compressão do ligamento periodontal, que produz modificações histológicas e biomoleculares dos tecidos periodontais que activam a dinâmica de reabsorção e aposição da crista óssea. Assim, a movimentação dentária ortodôntica é considerada um "fenómeno periodontal", pois todos os tecidos periodontais estão envolvidos. Por esta razão, a preservação da integridade do periodonto é geralmente difícil de alcançar e está associada a uma longa duração do tratamento.

A terapia ortodôntica tradicional em pacientes adultos resulta num tempo de tratamento prolongado e alivia as preocupações com o tecido periodontal. O aumento das forças ortodônticas não acelera a movimentação radicular, pois os tecidos periodontais não conseguem vencer a resistência do osso alveolar sem que haja danos ao ligamento periodontal e/ou reabsorção radicular. Para contornar essas limitações, a movimentação ortodôntica tradicional com cirurgia óssea tem sido proposta por diversos autores para simplificar a movimentação dentária e, possivelmente, reduzir o risco de danos periodontais. [1]

A rápida movimentação dentária ortodôntica, com concomitante redução do tempo de tratamento, pode ser obtida através da combinação de tratamento ortodôntico e corticotomias alveolares cirúrgicas. A corticotomia é definida como qualquer lesão cirúrgica intencional no osso cortical. Em pacientes adultos, essa técnica tem sido apontada como capaz de reduzir drasticamente o tempo de tratamento, pois a resistência do osso cortical denso à movimentação ortodôntica dos dentes é removida. A técnica de corticotomia alveolar tem sido revista e modificada ao longo dos anos para eliminar os seus possíveis riscos, tais como danos periodontais e desvitalização dos dentes e segmentos ósseos devido ao fornecimento inadequado de sangue.[2]

Uma terapia ortodôntica cirúrgica mais recente foi introduzida por Wilcko et al que incluiu a estratégia inovadora de combinar a cirurgia de corticotomia com o enxerto alveolar numa técnica referida como Ortodontia Osteogénica Acelerada (AOO) e mais recentemente como Ortodontia Osteogénica Periodontalmente Acelerada (PAOO)[3]

O método de Ortodontia Osteogénica Acelerada, AOO, está patenteado pela Wilckodontics.

HISTÓRIA

A movimentação dentária ortodôntica assistida cirurgicamente tem sido utilizada desde o século XIX. A movimentação dentária facilitada pela corticotomia foi descrita pela primeira vez por **L. C. Bryan**[4] em **1893**, publicada num livro didático de S. H. Guilford. um artigo lido perante a Sociedade Dentária Americana da Europa, em Basileia, pelo Dr. L. C. Bryan, em agosto de 1892.f No seu artigo. O Dr. Bryan relata o seu método de correção cirúrgica da seguinte forma: "O tratamento que finalmente adoptei é injetar cocaína e cortar parcialmente o alvéolo espesso interveniente com brocas e longas brocas de fissura, ou, quando o alvéolo é fino, cortar a parede alveolar externa com um cinzel meio redondo em forma de cunha, inserindo a ponta do instrumento entre a coroa do dente e o osso, e forçando-o para cima ao longo da raiz até que seja assegurado espaço suficiente para que o dente seja colocado no lugar fora do dente inferior. Esta última operação era anteriormente efectuada pressionando o instrumento em forma de cunha acima referido ou o bico interior de uma pinça de forma adequada ao longo da superfície palatina do dente até que a coroa fosse forçada para fora o suficiente para ser agarrada com firmeza. Em seguida, a coroa foi gradualmente colocada no seu lugar e fixada com uma pequena placa ou ligaduras. O meu método atual de operação é muito simplificado pelo fórceps e pelo fulcro que são aqui apresentados.

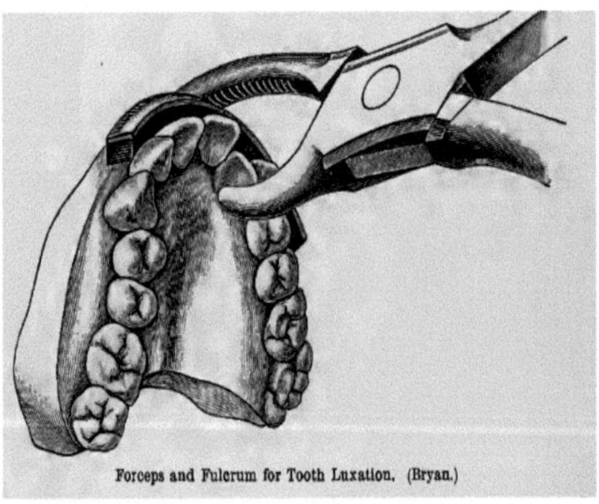
Forceps and Fulcrum for Tooth Luxation. (Bryan.)

Fig. 1

"Como se pode ver na fig.1, tem mandíbulas em forma de garra de lagosta ou talvez se assemelhe mais à mandíbula da anta, com a probóscide redonda e caída e o maxilar inferior curto e recuado. Esta mandíbula longa e serrilhada assenta num fulcro adaptado à arcada do maxilar a ser operado e o bico curto empurra contra a face palatina do dente a ser alinhado. "Considero absolutamente necessário levantar a placa alveolar externa antes de tentar a regulação, devido ao grande perigo de acidente para a polpa se a margem alveolar, incluindo os septos sólidos entre os dentes, não for quebrada. "A injeção de cocaína ou a aplicação de um líquido calorífico na gengiva permite suportar melhor a dor da perfuração ou da quebra do osso em pacientes muito sensíveis ou nervosos, do que a dor contínua da pressão de regulação e a consequente perturbação sistémica causada pela inflamação e pelo repouso. Quando se pode recorrer à anestesia geral, o trabalho pode ser feito de forma mais completa e cuidadosa."

Em **1893, o Dr. Geo. Cunningham**[4] de Inglaterra, leu um artigo no Congresso Mundial de Medicina Dentária da Colômbia, intitulado "Luxação, ou o Método Imediato, no Tratamento de Dentes Irregulares", no qual relatou uma série de casos operados por ele cirurgicamente devido a irregularidades. As operações tinham um carácter muito mais extenso do que as realizadas pelo Dr. Bryan ou por qualquer outra pessoa anteriormente e, embora nem todas tenham sido bem sucedidas, a maioria foi. A sua prática nesta área tinha-se estendido por cerca de sete anos e a sua experiência justificava a sua continuação. O seu método de procedimento não diferia em nenhum aspeto essencial do do Dr. Bryan, exceto no facto de, em operações extensas, administrar um anestésico geral em vez de um anestésico local.

O método **do Dr. Talbot**[4] diferia dos dos seus predecessores na medida em que combinava meios cirúrgicos e mecânicos para atingir o seu objetivo, e lançava em torno deles a salvaguarda do tratamento assético. Afirmou que o seu método é muito vantajoso quando é necessário remover tecidos densos e nos casos em que é difícil obter uma fixação suficiente no interior da boca. Removendo assim o principal obstáculo à movimentação dentária, os dentes podem ser movimentados, dependendo de uma ancoragem que, em casos normais, seria totalmente inadequada. Ele descreveu o seu método da seguinte forma: "O meu método consiste em remover o processo alveolar na linha de deslocação do dente a deslocar, deixando uma pequena quantidade à volta da raiz do dente para manter intacta a membrana peridental. Isto é conseguido com brocas de Revelação de corte grosseiro, ou aquelas que cortam em todas as direcções. "Se for necessário deslocar uma cúspide para trás, fazer um aparelho com bandas à volta do primeiro e segundo molares, com uma tampa sobre as cúspides e uma barra com parafuso e porca, na extremidade, como recomendado.

Dr. Farrar[4] Correção cirúrgica e mecânica. (Talbot.). Extrair o primeiro pré-molar e, em seguida, apoiando a mão contra o pré-molar, cortar a placa palatina e vestibular em forma de V com uma broca, fazendo uma superfície côncava do processo alveolar, como ilustrado na Fig. 2.

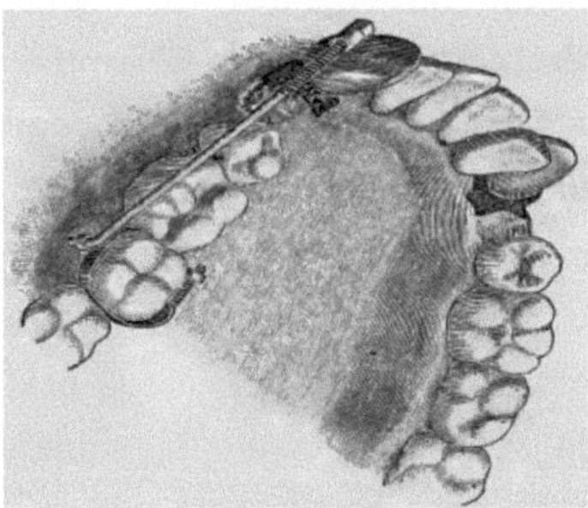

Fig.2 Correção cirúrgica e mecânica por (Talbot)

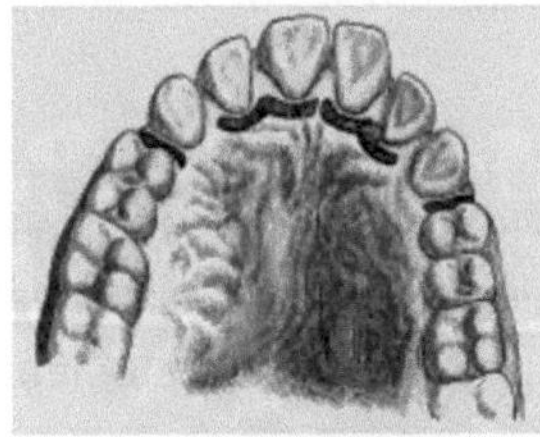

Fig. 3 Ressecção anterior ao movimento para a frente (Talbot)

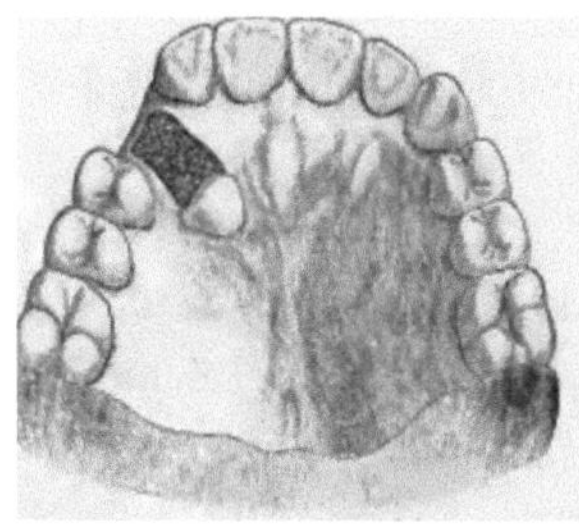

Fig. 4 Trajetória preparada para a Cúspide (Talbot)

Se os incisivos superiores tiverem de ser levados para trás, cortar espaços semicirculares imediatamente posteriores aos dentes a deslocar, como mostra a Fig. 3. "Para alinhar uma cúspide que está a irromper na abóbada da boca, remover o processo alveolar na direção da linha de deslocação, como na Fig. 4. Ao deslocar lateralmente os dentes com um parafuso de macaco, não se verifica que um dente se desloque mais depressa do que o outro. Para colocar ambos nas suas posições corretas, cortar o processo alveolar do lado do dente que se move mais lentamente, e ambos ficarão na posição correta, ver Fig. 5.

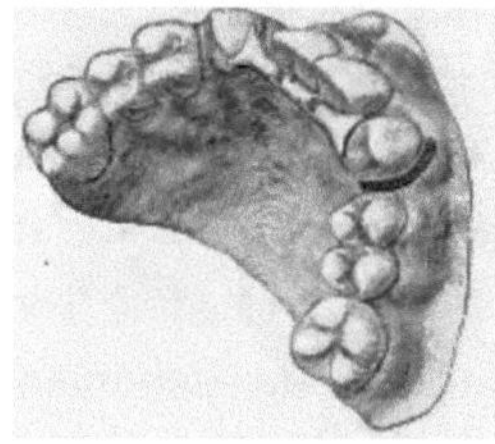

Fig. 5 Para auxiliar o movimento da cúspide (Talbot)

"Desta forma, os dentes não só podem ser movidos muito rapidamente e sem muita dor, como também temos o dente ou dentes a serem movidos completamente sob controlo. Qualquer um dos dentes da boca pode ser usado como ponto fixo de resistência, eliminando assim todos os aparelhos inestéticos fora da boca. "Quando no lugar, os dentes devem ser ancorados da maneira usual para auxiliar o movimento da cúspide. (Talbot.) De vez em quando, devem também ser usadas lavagens anti-sépticas, tais como um por cento de sublimado corrosivo, Listerine, ou cinco por cento de ácido carbólico.

Os procedimentos de corticotomia actuais, adoptados ou modificados pela maioria dos clínicos, baseiam-se na técnica combinada de corticotomia radicular/osteotomia supraapical **de Heinrick Köle**[5] , descrita pela primeira vez em **1959**. A técnica de Köle consistia em cortes de corticotomia verticais interproximais vestibulares e linguais limitados às camadas corticais, sendo estes cortes de corticotomia verticais ligados por cortes de osteotomia horizontais aproximadamente 1 mm para além dos ápices das raízes. Sugeriu que, uma vez que os blocos de osso estavam a ser movidos e não os dentes individualmente, a reabsorção radicular não ocorreria e o tempo de retenção seria minimizado. Devido à natureza invasiva da técnica de Kole, não é difícil compreender porque é que nunca foi amplamente aceite.

Düker (1975)[6] replicou o trabalho de Köle de forma mais exacta, em cães, moveu um segmento incisivo 4 mm em 8-20 dias e concluiu que nem a ligação periodontal nem as polpas dos dentes demonstraram lesões significativas. De facto, afirmou correta mas vagamente que, "O enfraquecimento (ênfase acrescentada) do osso pela cirurgia e consequente tratamento ortodôntico reduz estes perigos." (Ênfase adicionada). Os autores parecem ter entendido o conceito central do SFOT, mas expressaram o raciocínio de forma muito ineloquente para implementação imediata. Este âmbito limitado ainda hoje assombra a literatura, uma vez que muitos comentadores, muitas vezes não iniciados, sentem que uma osteopenia induzida cirurgicamente e transitória (fenómeno aceleratório regional ou "RAP") é demasiado transitória para uma utilização prática. Esta perspetiva míope não compreende a missão central do SFOT, ou seja, induzir uma tensão óssea interna constante através de um movimento dentário judicioso que pode perpetuar o estado de osteopenia.

Em **1976, Merrill**[6] e Pedersen investigaram ainda mais a OFS para "reposicionamento imediato" de "elementos dento-ósseos". Ironicamente, após afirmarem documentar a segurança da osteotomia e do reposicionamento imediato do complexo dentoalveolar, os autores afirmaram que algumas complicações não especificadas haviam ocorrido, mas que não eram suficientes para condenar os procedimentos. Com base na nossa experiência, estas complicações podem muito bem ter sido descamação papilar, equimoses clinicamente insignificantes mas cosmeticamente embaraçosas ou dor, todas elas caraterísticas de uma experiência limitada e de uma gestão clínica ingénua. De forma ainda mais controversa, afirmaram que a corticotomia (uma manipulação cirúrgica menos mórbida) "...não provou ser um método bem sucedido...nas nossas mãos...", acrescentando que "...a resistência do osso cortical tem pouco a ver com a reação dos dentes à força..." e "...pouco ou nenhum tempo é poupado quando se utiliza a corticotomia clássica..." Esta última citação é muito importante. Também sugeriram que a lâmina fina de Mehnert de 0,25 mm é preferível a uma serra Stryker (0,80 mm), se for considerada a segurança para as raízes adjacentes. Propomos que uma broca irrigada de alta velocidade seja o instrumento de escolha para a sua precisão e controlo.

Em **1978, Generson**[6] e Porter aplicaram o conceito de decorticação ao tratamento de mordidas abertas anteriores. Eles se afastaram das osteotomias agressivas e da mobilização de segmentos explicitamente, afirmando que "... a cirurgia foi feita a partir de ambas as abordagens labial e lingual... os cortes ósseos são feitos através do córtex... a medula foi capaz de manter a viabilidade dos segmentos ósseos". "Eles citam a estabilidade e a rapidez como vantagens de sua técnica, e enfatizam retalhos de espessura total (mucoperiosteal), ressecando o feixe neurovascular do canal incisivo. Iniciaram a força ortodôntica 3 dias após a cirurgia. Isso é significativo, pois Wilcko geralmente recomenda um intervalo de duas semanas entre a cirurgia e o início da movimentação dentária. Em contrapartida, o autor sênior vem iniciando a movimentação dentária com braquetes fixos e fio de níquel-titânio 0,018 ou 0,016, imediatamente após a amarração da última sutura.

Em **1985, Mostafa et al.**[6] esquematizaram uma técnica cirúrgico-ortodôntica para o tratamento de molares superiores supererupcionados. Tratava-se de uma decorticação tipo Köle localizada no alvéolo de um dente, um molar extruído. Relataram um levantamento de 15 pacientes, observando que apenas a cortical foi incisada com broca cirúrgica e osteótomo. Não foi indicado se a cirurgia foi realizada tanto na face palatina quanto na vestibular. Além disso, não foi apresentada nenhuma análise estatística ou mesmo fotografias. Portanto, seus dados devem ser, de certa forma, descartados como muito anedóticos. No entanto, foi digno de nota o facto de os autores terem considerado útil um procedimento num único dente. Como discutido abaixo, a mesma questão foi debatida entre Kim et.al. e Murphy, ainda em 2010.

Goldson e Reck (1985)[6] relataram um tratamento cirúrgico-ortodôntico semelhante de cúspides mal posicionadas apenas dois anos depois. Eles relataram o uso de uma broca e osteótomo, combinados para separar completamente o segmento dentoalveolar através do córtex vestibular e do osso medular. O fornecimento de sangue das fontes colaterais no mucoperiósteo adjacente foi aparentemente suficiente para este procedimento, que foi mais profundo do que o SAD atual. Este procedimento não é tão conservador como o SAD moderno e talvez apresente um risco desnecessário de compromisso vascular. Embora seja necessário induzir uma osteopénia completa, existem limites razoáveis. Por exemplo, a osteopenia é necessária apenas dentro de 2-3 mm dos dentes a serem movidos. A manutenção de muitas outras áreas da dentição não operadas com o SAD fornece um módulo de ancoragem relativo.

Suya (1991)[6] reavivou o interesse académico na Ásia e na América com um relatório sobre "ortodontia facilitada por corticotomia", relatando as suas experiências em mais de 300 pacientes. Ele não conectou as incisões vestibular e labial, como Kole, mas confiou na decorticação linear interproximal. O estilo de decorticação, divots, linhas ou outros padrões é irrelevante. Apenas a soma total do trauma terapêutico é significativa. Deve notar-se que o padrão particular de decorticação, por exemplo, divots, linhas, pontos ou outros padrões, é irrelevante. Apenas a soma total de todos os "traumas" terapêuticos (estímulos) é significativa na sua indução de osteopenia. O aperfeiçoamento dos métodos de Kole por Suya estabeleceu essencialmente o padrão para os procedimentos de decorticação que se seguiram na era moderna. Apenas a colaboração Wilcko-Ferguson, na era pós-moderna, excedeu a influência de Suya.

Wilcko Brothers (2001)[7] : Após a realização de incisões sulculares, os retalhos de espessura total (mucoperiósteos) são reflectidos nas faces vestibular e lingual de todos os dentes maxilares e mandibulares. Após a reflexão do retalho, a decorticação selectiva (ativação óssea) é realizada tanto por vestibular como por lingual em torno de todos os dentes. São efectuados cortes de corticotomia verticais entre as raízes dos dentes, que param imediatamente antes da crista alveolar; estes cortes são ligados para além dos ápices dos dentes (sempre que possível) com um corte de corticotomia horizontal recortado, e são efectuadas numerosas perfurações de corticotomia na camada cortical. O desenho da decorticação selectiva destina-se mais a maximizar a penetração da medula e a hemorragia do que a criar blocos de osso. Os cortes e as perfurações da corticotomia estendem-se apenas até ao osso medular. Deve-se ter cuidado para não cortar a potencial alça anterior do nervo alveolar inferior que poderia se estender mesialmente ao forame mental e ser posicionada logo abaixo da placa cortical vestibular. . No doente, pode ser utilizada uma mistura igual, em volume, de aloenxerto ósseo desmineralizado liofilizado (DFDBA) do Mile High Transplant Bank e osso bovino (Osteograf/N-300, CeraMed) ou PerioGlas (US Biomaterials).

INDICAÇÕES E APLICAÇÕES CLÍNICAS [9]

Várias aplicações clínicas da PAOO têm sido relatadas. A corticotomia foi utilizada para facilitar a movimentação dentária ortodôntica e superar algumas deficiências do tratamento ortodôntico convencional, como a longa duração necessária, o envelope limitado de movimentação dentária e a dificuldade de produzir movimentos em determinadas direcções. Essas aplicações incluem as seguintes:

1. Resolver o apinhamento e reduzir o tempo de tratamento[1]
2. Acelerar a retração do canino após a extração do pré-molar[2]
3. Melhorar a estabilidade pós-ortodôntica
4. Facilitar a erupção de dentes impactados
5. Facilitar a expansão ortodôntica lenta
6. Intrusão molar e correção da mordida aberta
7. Manipulação da ancoragem

CONTRA-INDICAÇÕES E LIMITAÇÕES

1. Pacientes com doença periodontal ativa ou recessão gengival.
2. Pacientes considerados para expansão palatina assistida cirurgicamente no tratamento de mordida cruzada posterior severa.
3. Pacientes com protrusão bimaxilar e acompanhados de um sorriso gengival, que podem beneficiar mais com a osteotomia segmentar.

VANTAGENS DO PAOO

1. Redução do tempo de tratamento: esta técnica permite reduzir o tempo de tratamento para um terço do tempo da ortodontia convencional[3]
2. Menor reabsorção radicular devido à diminuição da resistência do osso cortical[3]
3. Maior suporte ósseo devido à adição de enxerto ósseo[3]
4. História de recaída relatada como muito baixa[3]
5. Menor necessidade de aparelhos extra-orais e arnês[3]
6. A técnica tem as suas raízes na investigação e nos tratamentos ortodônticos[3]
7. Nos dez anos desde que a PAOO foi aplicada pela primeira vez, os resultados dos doentes foram bons[3]
8. Pode ser utilizado para acelerar a taxa de movimento de dentes individuais ou segmentos dentários, ou seja, retração de caninos e incisivos. [3]
9. Não foi registado qualquer efeito sobre a vitalidade das polpas dos dentes na área da corticotomia.[9]

DESVANTAGENS DO PAOO

1. No periodonto após a corticotomia, desde a ausência de problemas a uma ligeira perda óssea interdentária e perda de gengiva aderente, até defeitos periodontais observados em alguns casos com uma distância interdentária curta .[3]
2. Foram registados hematomas subcutâneos da face e do pescoço após corticotomias intensivas .[3]
3. Custo extra-cirúrgico.[7]
4. Procedimento cirúrgico pouco invasivo e, como todas as cirurgias, tem os seus riscos.[7]
5. Pode ocorrer perda óssea pós-cirúrgica da crista e recessão. [7]
6. É de esperar alguma dor e inchaço, e a possibilidade de infeção .[7]
7. Não aplicável a todos os casos, é necessária uma seleção adequada dos casos para obter um bom resultado[3]

TÉCNICA[7]

- Os braquetes são colocados nos dentes dos pacientes, e os arcos são encaixados durante a semana que antecede a cirurgia. Foram utilizados aparelhos padrão, arcos e níveis normais de força ortodôntica.

- A cirurgia é efectuada sob sedação intravenosa e anestesia local, sendo a cirurgia realizada nas arcadas maxilar e mandibular na mesma consulta ou em duas consultas separadas, com 2 dias de intervalo.

- Após a realização de incisões sulculares, os retalhos de espessura total (mucoperiósteos) são reflectidos nas faces vestibular e lingual de todos os dentes maxilares e mandibulares. Deve ter-se especial cuidado para não perfurar os retalhos, e qualquer tecido papilar interdentário que tenha ficado interproximalmente é deixado no sítio.

- Os retalhos são reflectidos para além dos ápices dos dentes, se possível. Uma vez que o palato começa tipicamente a nivelar-se coronal aos ápices dos dentes maxilares, a reflexão do retalho para além dos ápices dos dentes maxilares não será possível no aspeto palatino.

- É necessário ter cuidado para não danificar nenhum dos feixes neurovasculares que saem do osso e para não perturbar a fixação do genioglosso.

- Após a reflexão do retalho, a decorticação selectiva (ativação óssea) é realizada tanto a nível bucal como lingual à volta de todos os dentes. São efectuados cortes de corticotomia verticais entre as raízes dos dentes, que param imediatamente antes da crista alveolar; estes cortes são ligados para além dos ápices dos dentes (sempre que possível) com um corte de corticotomia horizontal recortado, e são efectuadas numerosas perfurações de corticotomia na camada cortical.

- O desenho da decorticação selectiva é mais para maximizar a penetração da medula e a hemorragia do que para criar blocos de osso. Os cortes e perfurações da corticotomia estenderam-se apenas até ao osso medular. Deve-se ter cuidado para não cortar a potencial alça anterior do nervo alveolar inferior, que poderia se estender mesialmente ao forame mental e ser posicionada logo abaixo da placa cortical vestibular.

- Não é efectuada qualquer luxação após a decorticação parcial.

- Em seguida, é efectuado um procedimento de aumento estabelecido utilizando materiais reabsorvíveis sobre as áreas parcialmente decorticadas. No doente, pode ser utilizada uma mistura igual em volume de aloenxerto ósseo desmineralizado liofilizado (DFDBA).

- Quando existem fenestrações e deiscências ósseas, são incluídas quantidades variáveis de DFDBA na mistura de enxerto ósseo para tirar partido das suas potenciais propriedades indutivas.

- Em ambos os casos, os materiais de enxerto são humedecidos com uma solução de fosfato de clindamicina (aproximadamente 10 mg/mL) imediatamente antes da colocação. Deve ter-se o cuidado de não colocar uma quantidade excessiva de material de enxerto, uma vez que isso pode interferir com a substituição dos retalhos.

- É preferível não utilizar um lubrificante nos lábios. Se, no entanto, for utilizado um lubrificante, deve ter-se o cuidado de o remover cuidadosamente antes da colocação do material de enxerto. A contaminação do material de enxerto com lubrificante pode levar a um aumento falhado.

- Os retalhos mucoperiosteais são suturados com suturas não reabsorvíveis 4-0 em ansa interrompida, tendo o cuidado de preservar as papilas interdentárias; as suturas podem ser removidas 2 semanas após a cirurgia. Pode ser utilizado material de sutura de seda ou material de sutura Gore-Tex (3i/WL Gore), tendo o Gore-Tex a vantagem de não ter ação de absorção.

- Os pacientes são vistos cerca de 2 semanas após a cirurgia para o primeiro ajuste ortodôntico. Os intervalos para os ajustes ortodônticos foram em média de 2 semanas, variando de 1 a 3 semanas.

- As contenções amovíveis são colocadas imediatamente após a remoção do aparelho. Durante o movimento dentário ativo, os pacientes serão examinados pelo periodontista, pelo menos uma vez por mês, para detetar qualquer problema periodontal.

- A avaliação pós-tratamento dos pacientes não revelou profundidades de sondagem superiores a 3 mm, boa preservação das papilas interdentárias, nenhuma perda de vitalidade dentária, nenhuma redução significativa na altura radiográfica do osso da crista e nenhuma evidência radiográfica de qualquer reabsorção radicular apical significativa. Não há recessão gengival ou apenas uma pequena quantidade de recessão gengival adicional (no máximo entre 1 e 2 mm) pode ser observada em algumas áreas anteriores da mandíbula.

REENTRY [7]

- Aproximadamente 15 meses após a cirurgia de decorticação/augmentação selectiva e 8,5 meses após o debracketing, o local da cirurgia é reintroduzido. Um retalho de espessura total é novamente refletido para vestibular dos dentes posteriores esquerdos e do canino maxilar.

- Em comparação com as observações da cirurgia inicial, verifica-se um aumento substancial da espessura do osso bucal e uma boa manutenção da altura da crista alveolar.

- As partículas do Osteograf/N-300 na superfície do osso que não são incorporadas na nova camada de osso são simplesmente limpas com um pedaço de gaze, revelando uma camada de osso com um aspeto marmoreado.

- É de salientar que a distância intercaninos na arcada maxilar é aumentada, o que se traduz numa maior expansão bucal na área dos pré-molares caninos de cada lado. Mesmo com esta grande quantidade de expansão bucal, existe de facto um aumento na espessura bucolingual pós-tratamento do osso bucal sobrejacente.

- Sem a inclusão do procedimento de aumento, o melhor que se poderia esperar seria não perder o osso pré-existente. Não haveria possibilidade de cobrir fenestrações pré-existentes, e a remineralização da matriz de tecido mole do osso pré-existente poderia não ser completa, levando à formação de deiscências, especialmente em áreas de fenestrações pré-existentes.

BIOLOGIA DO MOVIMENTO DENTÁRIO[7]

A visão convencional do movimento dentário ortodôntico é a de um processo mediado por células, orquestrado predominantemente no ligamento periodontal (PDL). A força sustentada sobre um dente se traduz em uma mudança na população de células do LDP, onde fibroblastos pleomórficos são convertidos em osteoblastos, e osteoclastos são derivados do influxo de precursores monocíticos sanguíneos. Com o tempo, a lâmina dura sofre osteoclasia na área de "pressão" da PDL, e a aposição óssea ocorre nas áreas de "tensão" da PDL. Sabe-se que a morte celular maciça e a hialinização ocorrem dentro da PDL durante a movimentação ortodôntica rotineira dos dentes, mas podem ser minimizadas pela aplicação criteriosa de forças leves.

Normalmente, são necessárias de 3 a 5 semanas para que essa zona de tecido necrótico estéril seja eliminada e reparada, período durante o qual a movimentação dentária por reabsorção frontal fica praticamente paralisada. Rygh e Brudvik citaram evidências acumuladas que sugerem uma associação entre a reabsorção radicular ortodôntica e a presença e remoção de tecido hialinizado necrótico do PDL. Eles observaram que o ataque inicial da reabsorção radicular segue um padrão consistente, começando na periferia da zona de hialinização principal e ocorrendo alguns dias depois abaixo da zona de hialinização principal. Brezniak e Wasserstein discutiram a multiplicidade de factores que afectam a reabsorção radicular. Referiram que, no indivíduo mais velho, o PDL torna-se menos vascular, aplástico e mais estreito; o osso torna-se mais denso, avascular e aplástico; e o cemento torna-se mais largo. Especularam que estas alterações se reflectem numa maior suscetibilidade à reabsorção radicular nos adultos.

A osteoporose é uma condição definida pela depleção de cálcio e redução da densidade óssea, condições que podem afetar o movimento dentário. Em 1984, Goldie e King[13] melhoraram o movimento dentário e diminuíram a reabsorção da superfície radicular depois de criarem uma condição osteoporótica em ratos. Os animais de teste eram fêmeas lactantes alimentadas com uma dieta deficiente em cálcio; o grupo de controlo era constituído por animais não lactantes alimentados com uma dieta equilibrada. Após uma força de 60 g usada para inclinar os molares superiores mesialmente, o grupo de teste demonstrou um movimento dentário significativamente maior. Os autores supuseram que o aumento da secreção da hormona paratiroide no grupo de teste levou a um aumento dos osteoclastos (uma observação mais tarde confirmada por Horowitz et al) e à perda de mineral ósseo, resultando em osteoporose. O aumento do metabolismo ósseo e a diminuição da densidade óssea foram responsáveis não só pelo aumento do movimento dentário nos ratos, mas também por uma diminuição da área de reabsorção da superfície da raiz.

FENÓMENO DE ACELERAÇÃO REGIONAL[7]

O ortopedista Harold Frost reconheceu que a ferida cirúrgica do tecido ósseo duro resulta numa atividade de reorganização impressionante adjacente ao local da lesão na cirurgia óssea e/ou dos tecidos moles. Este autor denominou coletivamente esta cascata de eventos fisiológicos de cicatrização de fenómeno aceleratório regional (RAP). A cicatrização RAP é um processo fisiológico complexo com caraterísticas dominantes que envolvem a renovação óssea acelerada e a diminuição das densidades ósseas regionais. Após a ferida cirúrgica do osso cortical, o RAP potencia a reorganização e cicatrização dos tecidos através de uma explosão transitória de remodelação localizada de tecidos duros e moles.

A RAP que ocorre no osso mandibular foi relatada por Yaffe et al. Em ratos, reflectiram retalhos mucoperiosteais que foram readaptados sem suturas. A evidência de RAP foi observada pela primeira vez após 10 dias de cicatrização, e houve uma recuperação quase completa após 120 dias. Os autores sugeriram que a RAP em humanos começa poucos dias após a cirurgia, tipicamente atinge o pico em 1 a 2 meses, e pode levar de 6 a mais de 24 meses para desaparecer. Caracterizaram a fase inicial da RAP como um aumento da porosidade do osso cortical devido ao aumento da atividade osteoclástica e especularam que as deiscências ósseas podem ocorrer após a cirurgia periodontal numa área onde o osso cortical é inicialmente fino. Supuseram que a RAP poderia ser um fator que contribui para o aumento da mobilidade dos dentes após a cirurgia periodontal, uma suposição consistente com um relatório de Pfeifer sobre o aumento da atividade osteoclástica ao longo da superfície do PDL após a cirurgia. Existe uma forte evidência indireta de que os eventos fisiológicos associados à RAP após a cirurgia, ou seja, a depleção de cálcio e a diminuição da densidade óssea, resultam numa rápida movimentação dentária.

HIPÓTESE DE SSO (SPEEDY SURGICAL ORTHODONTICS) [15]

O tratamento ortodôntico combinado com a corticotomia tem demonstrado reduzir o tempo total de tratamento ortodôntico em casos complexos que anteriormente eram tratados apenas com cirurgia ortognática. Uma teoria é que a corticotomia desencadeia uma cascata de eventos anabólicos fisiológicos, levando a uma taxa de renovação óssea acelerada e à diminuição da densidade óssea regional. Este efeito foi denominado por Frost como fenómeno aceleratório regional (RAP). O RAP está localizado no local da cirurgia e no tecido imediatamente circundante, em vez de em todo o corpo. Considerando os dados obtidos em estudos com animais, deve ser possível observar o PAR em humanos poucos dias após a intervenção cirúrgica, com pico em torno de 1 a 2 meses, e pode levar de 6 a mais de 24 meses para desaparecer. Portanto, recomenda-se o ajuste mais ativo e frequente dos aparelhos ortodônticos nos primeiros 6 meses após a intervenção cirúrgica para facilitar o efeito da RAP e reduzir o tempo de terapia ortodôntica.

Outra teoria é que a corticotomia diminui fisicamente a resistência mecânica do movimento do dente através do osso, reduzindo efetivamente a densidade do osso cortical do lado para o qual o dente é movido.

A terceira teoria é que uma decorticação completa de forma linear em torno de um segmento alvo pode fornecer uma região de suporte de tensão focal quando uma força ortopédica pesada é aplicada. Isto, por sua vez, resulta num efeito de flexão do osso medular na área de decorticação em vez de no espaço do ligamento periodontal. Este efeito torna-se evidente quando o reposicionamento do segmento dentário ocorre num curto período de tempo.

SSO (SPEEDY SURGICAL ORTHODONTICS) é um novo método de tratamento ortodôntico que se baseia principalmente na terceira hipótese em combinação com os outros 2 conceitos.

EFEITO DA OSTEOGÉNESE DE DISTRACÇÃO NA MOVIMENTAÇÃO DENTÁRIA ORTODÔNTICA

A osteogénese de distração é um processo de crescimento de osso novo através do estiramento mecânico de tecido ósseo vascularizado pré-existente. A osteogénese de distração tem sido utilizada com sucesso no alongamento da maxila e da mandíbula através de osteotomias em áreas não portadoras de dentes. Mais recentemente, foi utilizada uma variedade de técnicas de distração para alongar a maxila ou o corpo mandibular na área dentária. Estas técnicas de distração criam um espaço edêntulo. Na maxila e, recentemente, na mandíbula, os ossos maxilares foram distraídos e alargados transversalmente para aliviar o apinhamento dentário e as discrepâncias transversais entre as arcadas dentárias .[14]

Tal como nos procedimentos tradicionais combinados de cirurgia e ortodontia, o ortodontista tem um papel no planeamento e apoio ortodôntico dos pacientes submetidos a osteogénese de distração. Esse papel inclui a avaliação pré-distração do esqueleto craniofacial e da função oclusal, além do planeamento dos cuidados ortodônticos pré-distração e pós-distração. Com base numa avaliação clínica cuidadosa, modelos de estudo dentário, análise fotográfica, avaliação cefalométrica e avaliação de tomografias computorizadas tridimensionais, o ortodontista, em colaboração com o cirurgião, planeia a colocação do dispositivo de distração e os vectores de distração previstos. Tanto o cirurgião como o ortodontista monitorizam de perto o paciente durante a fase de distração ativa, utilizando a tração elástica intermaxilar, por vezes combinada com planos-guia, placas de mordida e arcos de estabilização, para moldar o osso recém-formado (regenerado), optimizando a oclusão em desenvolvimento. A alteração pós-distração causada pela recidiva é mínima.

INDICAÇÕES[14]

A técnica de osteogénese de distração tem sido aplicada a pacientes com

1. Microssomia craniofacial unilateral
2. Microssomia craniofacial bilateral
3. Micrognatia de desenvolvimento
4. Síndrome de Treacher Collins
5. Síndrome de Nager
6. Hipoplasia da face média (síndromes de sinostose craniofacial)
7. A distração de transporte demonstrou ser uma técnica útil para a regeneração (formação de novo osso) do côndilo mandibular
8. deformações esqueléticas ligeiras de classe ii e
9. Em alguns casos, para expandir a sínfise mandibular para corrigir esqueleticamente o apinhamento anterior inferior

VANTAGENS

- Uma técnica cirúrgica segura e eficaz
- A duração da hospitalização e do tempo de operação foi drasticamente reduzida
- A distração pode mesmo ser realizada em regime ambulatório
- A técnica pode ser aplicada numa idade mais jovem (2 anos) do que é típico para a reconstrução com enxerto de costela costocondral. Evitou a necessidade de enxerto ósseo autógeno, como é frequentemente necessário nos procedimentos cirúrgicos ortognáticos tradicionais

- Há uma distração gradual não só do esqueleto ósseo, mas também dos tecidos moles associados, tais como os músculos da mastigação, o tecido subcutâneo e a pele (matriz funcional). Devido à expansão dos tecidos moles associados, ocorre uma expansão multidirecional do envelope esquelético e dos tecidos moles.
- Mínima, se alguma, evidência de recidiva esquelética. Isto está em contraste marcante com a recidiva previsível associada aos métodos tradicionais de alongamento cirúrgico da mandíbula severamente hipoplásica.
- Estudos radiográficos seriados realizados nesta série de pacientes mostraram que o segmento condilar hipoplásico melhorou em tamanho e orientação e assumiu uma aparência radiográfica mais normal.

DESVANTAGENS

- Cicatriz cutânea residual resultante dos pinos de fixação transcutânea. Com uma colocação cuidadosa da incisão, a cicatriz pode situar-se nas linhas de tensão mínima na prega submandibular. A abordagem intra-oral para a osteotomia e a inserção de pinos evoluiu como a abordagem de escolha em certos casos, a fim de eliminar a cicatriz.

TIPOS DE OSTEOGÉNESE DE DISTRACÇÃO[15]

Dependendo do local onde o stress tensional foi induzido, a osteogénese de distração pode ser classificada como calotose, o que significa distração do calo da fratura, ou distração da fise, que é uma distração da placa de crescimento ósseo.

EPIFISÓLISE DE DISTRACÇÃO

Envolve uma taxa relativamente rápida de separação dos segmentos ósseos, normalmente entre 1,0 e 1,5 mm por dia. O rápido aumento da tensão na placa de crescimento produz uma fratura da fise. A subsequente separação gradual da epífise da metáfise leva à substituição da cartilagem da placa de crescimento por osso trabecular.

CONDRODIATASE

Esta técnica utiliza uma taxa muito lenta de separação do segmento ósseo (menos de 0,5 mm por dia). Isto permite o alongamento da placa de crescimento sem fratura. O stress tensional que se desenvolve numa fise lentamente esticada intensifica a atividade biossintética das células da cartilagem, resultando numa osteogénese acelerada.

CALLOTASIA

A calota é um alongamento gradual do calo reparador que se forma à volta de segmentos ósseos interrompidos por osteotomia ou fratura. Este nome deriva de duas palavras: o substantivo latino callum que significa tecido cicatricial entre segmentos ósseos e o substantivo grego *Taois* que significa tensão ou extensão.

FASES DA OSTEOGÉNESE DE DISTRACÇÃO

O princípio subjacente à DO, tal como descrito por Ilizarov, é "a indução mecânica de osso novo entre superfícies ósseas que são gradualmente distraídas". A osteogénese por distração começa com o desenvolvimento de um calo reparador. O calo é colocado sob tensão por estiramento, o que gera novo osso.

A osteogénese de distração consiste em **quatro períodos sequenciais**: [16]

- Osteotomia,
- Latência (desde a divisão óssea até ao início da tração),
- Distração (tempo em que a tração gradual é aplicada e o regenerado de distração é formado), e
- Consolidação (permite a maturação e a corticalização do regenerado após a interrupção das forças de tração)

I. **Fase de Osteotomia:-**

Ilizarov recomendou uma fratura em vara verde após corticotomia para distração dos membros. A maior irrigação sanguínea no esqueleto facial torna este procedimento desnecessário e, na osteogénese de distração maxilofacial, são geralmente recomendadas osteotomias. Uma osteotomia completa é mais fiável para a distração dos maxilares. No doente dento-facial, pode ser desejável uma abordagem extra-oral com um mínimo de remoção do periósteo e um mínimo de danos nos tecidos secundários à retração, em oposição a uma abordagem intra-oral, que exigiria um grau muito maior de dissecção e aumentaria os problemas de visualização do local da cirurgia.

II. **Fase de latência**

A fase de latência é importante para a maturação adequada do calo. Se a distração for iniciada demasiado cedo, o resultado é uma diminuição da formação óssea, muitas vezes com elementos cartilaginosos presentes, e uma diminuição da resistência mecânica do osso recém-criado. Se o período de latência for demasiado longo (ou seja, se a formação de calo duro tiver começado), o dispositivo de distração pode não conseguir separar mais os segmentos ósseos. A fase de calo mole da consolidação da fratura começa 3-7 dias após a lesão e dura 2-3 semanas; este período de tempo define os limites do período de latência. A consolidação é mais rápida nas crianças.

Assim, na maioria dos casos, o período de latência ideal é selecionado como 5 a 7 dias após a lesão cirúrgica.

III. **Fase de distração**

Após o período de latência adequado, a tensão é colocada nos segmentos corporais através da ativação do aparelho. Existem duas variáveis importantes na ativação:

a) Taxa ou quantidade de distração por dia

b) Ritmo ou frequência com que o dispositivo é ativado.

Taxa - Se a taxa de distração for demasiado pequena, existe o risco de consolidação prematura. Por outro lado, uma taxa de distração demasiado elevada pode induzir tensão no calo mole, resultando num afinamento de todas as dimensões na porção média do regenerado.

Ritmo - Ilizarov recomendou uma ativação de 0,25 mm quatro vezes por dia. O protocolo mais comum para os palrents maxilo-faciais é o de incrementos de 0,5 mm duas vezes por dia. Pode ser alterado para 0,25 mm quatro vezes por dia, em alguns doentes, nos quais a dor ocorre com a ativação de 0,5 mm duas vezes por dia.

IV. Fase de consolidação

Uma vez obtida a distração adequada, o dispositivo de distração é deixado no local enquanto o osso regenerado amadurece e se remodela. A maioria dos autores recomenda 6-8 semanas como período de consolidação após a osteogénese de distração. As amostras histológicas de indivíduos humanos mostram que, aos 60 dias, é provável que o novo osso numa área distraída ainda seja relativamente imaturo (osso de mulher), em contraste com o osso maduro bem organizado presente aos 120 dias. Crago, Ruiz e Profit recomendam um período de consolidação de 120 dias. A aceitabilidade do dispositivo de distração durante uma longa fase de consolidação deve ser considerada no planeamento do procedimento.

EFEITO DA DECORTICAÇÃO COM BROCA SEM RETALHO NO MOVIMENTO DENTÁRIO ORTODÔNTICO

Apesar da confirmação repetida da eficácia da ortodontia facilitada por corticotomia através de numerosos relatos de casos e estudos em animais, essa técnica não se tornou popular clinicamente devido à sua invasividade. Consequentemente, é necessária a investigação de outros procedimentos menos invasivos que possam facilitar o tratamento ortodôntico.[17]

Kim et al.[18] introduziram a corticisão como uma cirurgia dentoalveolar suplementar na terapia ortodôntica, com o objetivo de obter uma movimentação dentária acelerada com mínima intervenção cirúrgica. Nessa técnica, um bisturi reforçado é usado como um cinzel fino para separar as corticais interproximais transmucosalmente sem refletir um retalho. Como a Corticisão tem o valor clínico de acelerar o movimento dentário, é considerada um procedimento conveniente tanto para os pacientes como para os ortodontistas, mas pode levar a complicações pós-operatórias.

Para reduzir o tempo de tratamento com o mínimo de invasividade, introduzimos uma nova técnica denominada decorticação com broca sem retalho. Esta técnica não contém retração de retalho. Em vez disso, são efectuados pequenos orifícios ao longo do osso vestibular do dente que necessita de movimento ortodôntico, utilizando uma broca de fissura cirúrgica fina. Uma vez que os orifícios estão localizados na gengiva aderente, utilizando um instrumento rotativo de baixa velocidade/elevado binário, são esperadas complicações mínimas.

PROCEDIMENTO

A extração deve ser feita e os mini-implantes são colocados mesialmente aos caninos superiores esquerdo e direito.

Deve ser criado um pequeno sulco na parte mais gengival da coroa clínica dos segundos pré-molares superiores direito e esquerdo, utilizando um disco de porcelana.

Uma mola helicoidal fechada A-NiTi de 10 mm é utilizada para a protracção dos pré-molares.

As duas extremidades do fio de ligadura são ligadas; uma à volta do sulco cervical do segundo pré-molar e outra à cabeça do mini-implante utilizando um fio de ligadura de aço.

Durante o processo de decorticação, são criados pequenos orifícios, sem retalhos gengivais, através da gengiva anexa mesial e distal de cada segundo dente pré-molar. Os orifícios são feitos de cada lado utilizando uma fissura pontiaguda de carboneto de tungsténio. Além disso, são efectuados outros orifícios na mesa cortical vestibular do dente extraído. O número total destes furos pode variar de vinte a vinte e cinco.

DISCUSSÃO

Apesar da eficácia durante o primeiro mês, a técnica de decorticação com broca sem retalho teve um efeito inibidor sobre os movimentos dentários ortodônticos em fases posteriores.

A área limitada ou insuficiente das decorticações provavelmente desempenhou um papel importante na aceleração limitada do movimento dentário durante o primeiro mês.

Pode-se propor que, quanto maior a quantidade de intervenção cirúrgica (decorticações), maior a disponibilidade de materiais biológicos necessários para acelerar a movimentação dentária ortodôntica e maior a velocidade de movimentação dentária. Frost observou uma correlação direta entre a severidade do insulto cirúrgico e a intensidade do fenômeno de aceleração regional.

Durante o terceiro mês, os locais mais antigos da decorticação podem passar pelo processo de lamelarização e maturação óssea, afetando negativamente a movimentação dentária. Durante o segundo mês, o efeito da decorticação pode ser neutralizado pela resistência à movimentação dentária proporcionada pelo processo de maturação óssea.

A limitação mais importante desta técnica é a área limitada disponível para a decorticação. Para uma decorticação mais alargada em áreas maiores, existe o risco de perfuração do pavimento nasal devido à proximidade desta estrutura com os segundos dentes pré-molares nos cães.

A área disponível de gengiva aderente é o segundo fator limitante, porque a decorticação na mucosa alveolar tem o risco de rutura do tecido e de hemorragia desfavorável.

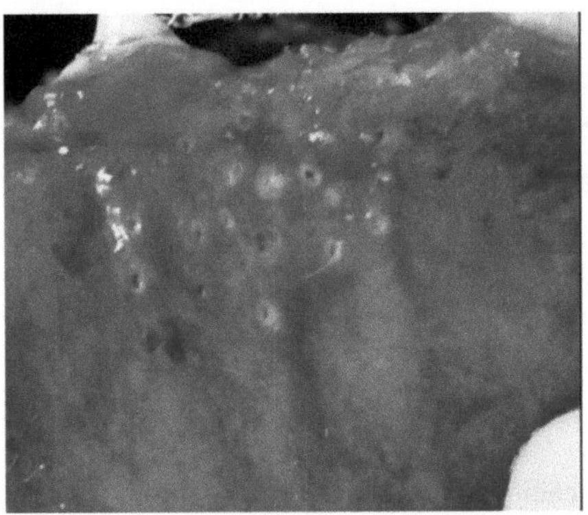

CONCLUSÕES

1. O movimento dentário ortodôntico facilitado pela corticotomia é possível com a técnica de decorticação com broca sem retalho.

2. A velocidade do movimento dentário diminui nas fases posteriores do tratamento devido à maturação do osso recém-formado nos locais de decorticação.

3. Como o momento dos eventos fisiológicos responsáveis pelo movimento dentário em modelos animais difere dos humanos, recomenda-se a realização de futuros ensaios clínicos com base semelhante para determinar o momento desses eventos fisiológicos em humanos.

EFEITO DA ÁREA DESMINERALIZADA POR UM CONDICIONADOR NO MOVIMENTO DENTÁRIO ORTODÔNTICO EM COELHOS[20]

As abordagens cirúrgicas que envolvem a redução mecânica do osso cortical implicam o perigo de redução do dente, hemorragia, danos nos nervos, necrose do osso alveolar e risco após anestesia geral, de acordo com o tipo de cirurgia ou área; e uma área cirúrgica relativamente grande pode tornar-se um fardo tanto para o paciente como para o médico. Assim, se a desmineralização do osso cortical com o etchant produzir efeitos semelhantes aos da corticotomia, as dificuldades relacionadas com os métodos cirúrgicos podem ser eliminadas e os danos indesejados no tecido circundante podem ser reduzidos, resultando numa redução do stress para o paciente e para o médico.

PROCEDIMENTO

Levanta-se um retalho à volta do primeiro molar superior e aplica-se um condicionador a 37% (Bisco etchant, ácido fosfórico a 37%, pH-0,1) numa área de 5 mm de osso alveolar durante mais de 5 minutos e depois lava-se com solução salina normal a 0,9%.

Não deve ser efectuado qualquer tratamento no lado de controlo, mas os dentes anteriores e o primeiro molar superior são ligados com um fio de ligadura de 0,009" e é aplicada uma força de aproximadamente 200 g com molas de níquel titânio.

DISCUSSÃO

O condicionador utilizado em medicina dentária foi introduzido pela primeira vez por Sperber e Buonocore em 1955. Este autor desmineralizou o esmalte utilizando ácido lático, ácido acético, EDTA e ácido cítrico e, em seguida, efectuou uma análise radiográfica para comparar o estado da superfície. Verificou que a desmineralização era mais completa com o EDTA e o ácido cítrico.

Também foram efectuados estudos com agentes de corrosão no osso. Apostolopoulos e Buonocore compararam o nível de dissolução do tecido duro de acordo com o nível de desmineralização e relataram, em 1966, que se verificou uma maior dissolução com um pH mais baixo e uma aplicação mais longa do ácido. O nível de dissolução era mais elevado no osso e diminuía para a dentina e o esmalte, com o osso e a dentina a apresentarem valores semelhantes. Retief mediu a profundidade da desmineralização de acordo com a concentração de ácido fosfórico e mostrou que a desmineralização ocorria a uma profundidade de 10,5~12,5 µm com 10~45% de ácido fosfórico, mas, ironicamente, a profundidade tendia a diminuir com concentrações superiores a 50%.

O condicionador dentário contendo ácido fosfórico a 37% é geralmente utilizado como condicionador dentário nos dias de hoje e foi utilizado num estudo com a expetativa de que causaria o maior grau de desmineralização. É possível aplicá-lo localmente devido à sua forma de gel. A quantidade de desmineralização aumenta com o tempo, mas o osso alveolar foi desmineralizado durante 5 minutos para evitar complicações. Este facto não só ajuda a encurtar o tempo de cirurgia, como também diminui os danos nos tecidos moles e nos tecidos periodontais adjacentes devido à disseminação do agente de desmineralização.

Nos seres humanos, o centro de rotação dos dentes existe em 1/3 a 1/2 da área entre a crista alveolar e o ápice da raiz nos dentes com uma única raiz e no lado da raiz da furca da raiz nos dentes com várias raízes. O RAP pode ser encontrado na superfície óssea mesmo quando um retalho simples é elevado.

Os danos cirúrgicos que se aproximam do periósteo causam não só formação e reabsorção óssea, mas também angiogénese e alterações na hemodinâmica que contribuem para a regeneração dos tecidos periodontais e para a circulação de substâncias associadas. Assim, com base nestes resultados, é de esperar que seja gerado um PAR mais ativo quando o osso é desmineralizado após a elevação do retalho.

CONCLUSÃO

A desmineralização com o ácido resulta numa reabsorção óssea limitada, mais movimento dentário e menos danos no cemento após a aplicação de força ortodôntica. Se fosse possível aplicar ácido durante mais tempo sem complicações tecidulares, o movimento dentário poderia ser facilitado pelo fenómeno RAP baseado na desmineralização profunda. Isso poderia se tornar uma alternativa à redução óssea mecânica e eliminar as complicações pós-operatórias.

EFEITO DA ORTODONTIA LINGUAL NA MOVIMENTAÇÃO DENTÁRIA ORTODÔNTICA

Os pacientes têm expressado o desejo de um aparelho ortodôntico quase invisível que possa ser colocado na superfície lingual dos dentes para melhorar a estética ou prevenir traumas durante o exercício. É difícil resolver esses problemas com o aparelho convencional do tipo multibraquete. Nesses casos, a técnica de tratamento a ser descrita aqui pode ser digna de consideração. Essa nova técnica foi desenvolvida para o tratamento ortodôntico com o conceito de movimentar cada dente em três dimensões a partir das faces lingual e palatina.[22]

HISTÓRIA[23]

Pierre Fauchard (1726) [23] sugeriu a possibilidade de utilizar aparelhos nas superfícies linguais dos dentes.

Pierre Joachim Lefoulon (1841) [23] concebeu a primeira arcada lingual para expansão e alinhamento dos dentes.

Desde a era de Edward Angle, numerosos ortodontistas combinaram aparelhos labiais activos com aparelhos linguais, como o Mershon (arco lingual), Goshgarian (barra transpalatina), Ricketts (Quad-Helix) e Wilson (3D Modular Enhanced Orthodontics).

Kinja Fujita (1978) [23] : A ortodontia lingual, tal como a entendemos hoje (um aparelho completo, com vários braquetes), teve início na década de 1970. Curiosamente, o aparelho lingual não foi consequência de uma exigência estética, mas foi iniciado no Japão por Kinja Fujita para satisfazer as necessidades ortodônticas dos pacientes que praticavam artes marciais, para proteger os tecidos moles (lábios e bochechas) do possível impacto contra os braquetes. Fujita foi o primeiro a desenvolver a técnica do braquete múltiplo lingual, utilizando o fio em forma de cogumelo. Apresentou os seus conceitos sobre ortodontia lingual em 1967, iniciou a sua investigação em 1971 e publicou o método Fujita em 1978, tratando casos de Classe I e Classe II com extração de quatro bicúspides.

Foram desenvolvidos um novo bracket, um lockpin e um fio ortodôntico com um design específico.[22]

Braquete[22] . Para o braquete lingual, a abertura do slot foi colocada na superfície oclusal dos dentes, para facilitar o encaixe do fio ortodôntico e evitar a deformação do fio ortodôntico no momento da inserção no braquete. A ranhura para inserção do pino de fixação do fio ortodôntico no slot foi colocada mesiodistalmente no slot (paralelamente ao fio ortodôntico). Além disso, foi colocado um sulco auxiliar na direção oclusogengival para facilitar a correção da inclinação mesiodistal dos dentes.

Lockpin[22] . Foi desenvolvido um lockpin de aço inoxidável para a fixação do fio ortodôntico ao braquete lingual. Para além do lockpin, pode ser utilizado fio de ligadura convencional e elásticos O-ring para fixação.

Arco ortodôntico[22] . O fio ortodôntico, que é fixado na superfície lingual dos dentes, tem a forma de um cogumelo. Os arcos convencionais são dobrados de acordo com esta nova forma renúncia.

Craven Kurz(1982) [23] : iniciou as suas investigações com Jim Mulick em 1975 (UCLA School of Dentistry), utilizando braquetes de plástico (Lee Pharmaceuticals, 1434 Santa Anita Ave, South El Monte, CA 91733) colados às superfícies linguais dos dentes.

1.o - 1976 - Plano de mordedura, margens arredondadas, ausência de ganchos, parênteses grandes

2º - 1980 - Ganchos em suportes caninos

3º - 1981 - Ganchos em todos os suportes

4º - 1982-84 - perfil mais baixo facilitando a inserção do fio.

5º - 1985-86 - plano de mordida mais pronunciado e torque aumentado; os brackets molares tinham tubos acessórios para TPA

6º - 1987-90 - Ganchos alongados, tubo TPA opcional Tubo com tampa articulada para 2º molar

7º - 1990 - plano de mordida quadrado alterado para pré-molar em forma de coração brackets alargados

Kelly (1982) [23] : foi o pioneiro nos Estados Unidos, que utilizou Unitek labial nas superfícies linguais

Paige (1982) [23] : que utilizou braquetes de fio leve Begg nas superfícies linguais.

Creekmore(1989) [23] : desenvolveu uma técnica completa com braquetes linguais de slot vertical, juntamente com um sistema de laboratório (The Slot Machine). Ele também desenhou modelos de arcos e instrumentos clínicos. A biomecânica dos seus braquetes linguais (Conceal; 3M Unitek) foi baseada nos seus anteriores braquetes labiais uni-twin, que aumentaram a distância interbraquetes mas mantiveram o controlo de rotação com asas estendidas.

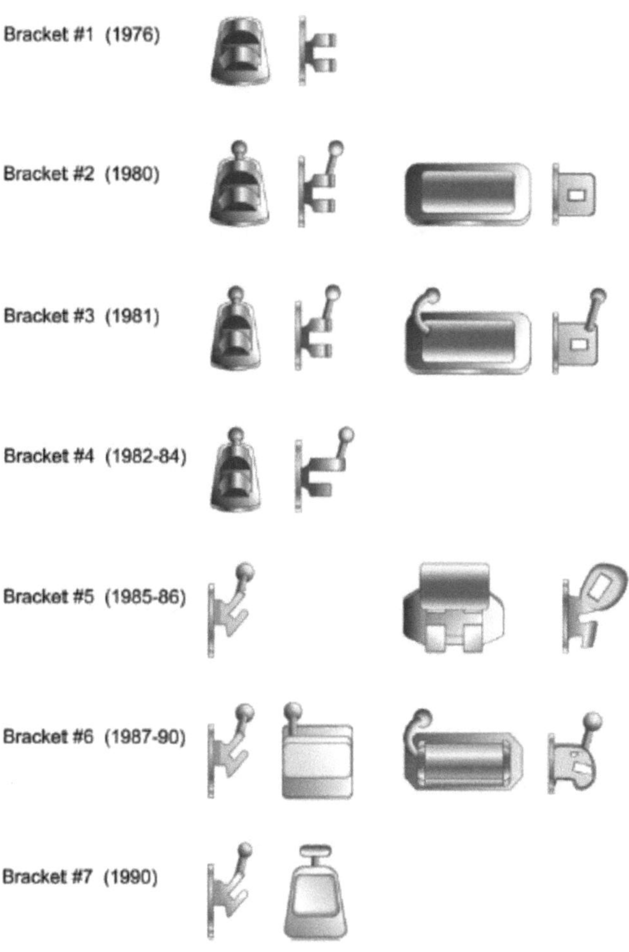

Fig.7: Conceção do suporte por Craven Kurz

CASOS FAVORÁVEIS[24]

Casos com ligeiro apinhamento dos incisivos e com mordida profunda anterior

Superfícies dentárias linguais longas e uniformes sem obturações, coroas ou pontes

Boa saúde gengival e periodontal

Paciente empenhado e cumpridor

Padrão esquelético de classe I

Padrão esquelético mesocefálico ou braquicefálico ligeiro/moderado

Pacientes que são capazes de abrir adequadamente a boca e estender o pescoço

CASOS DESFAVORÁVEIS[24]

Padrão esquelético dolicocefálico

Casos de ancoragem máxima, exceto se forem tratados com microimplantes

Superfícies dentárias linguais curtas, desgastadas e irregulares

Presença de várias coroas, pontes e restaurações grandes

Pacientes com um baixo nível de adesão

Pacientes com capacidade limitada para abrir a boca (trismo)

Pacientes com anquilose cervical ou outras lesões no pescoço que impeçam a extensão do pescoço

Takemoto[25] comparou a perda de ancoragem em casos de extração labial e lingual tratados com mecânica de alças e encontrou um valor de ancoragem mais elevado da dentição posterior nos casos linguais. Ele sugeriu que o valor de ancoragem dos dentes posteriores na técnica lingual é maior do que na técnica vestibular devido à proximidade dos braquetes linguais ao centro de resistência do dente. Além disso, a direção das forças durante o fechamento do espaço cria um grau de torque vestibular da raiz e rotação distopalatina da coroa do molar, que, por sua vez, produz ancoragem óssea cortical.

Em certos casos em que a ancoragem precisa de ser reforçada, pode ser colocado um aparelho pendular modificado para reduzir a perda de ancoragem.

As "Seis Chaves de Ancoragem" incluem o seguinte: [25]

Prescrição de gabarito de braquete lingual padrão para os dentes anteriores, incorporando um ligeiro torque radicular extrapalatal e sem ponta extra para casos de extração; tubos molares colocados fora do centro numa posição mais mesial e incorporando uma ponta mesial para encorajar a ponta do molar para trás (verticalização)

Fricção reduzida, utilizando a mecânica de deslizamento em conjunto com arcos bidimensionais que incorporam uma secção anterior retangular e secções posteriores redondas ou utilizando um arco padrão e colocando braquetes nos dentes posteriores com ranhuras maiores

Batentes de mordida posteriores colocados nos dentes molares para abrir a mordida

Forças leves de Classe I, II ou III para retração ou fecho de espaços

Incorporação dos segundos molares na unidade de ancoragem

Incorporação de uma curva de Spee exagerada

É possível obter um bom controlo de ancoragem com a mecânica de deslizamento ortodôntico lingual quando se seguem princípios de ancoragem simples. Casos com situações de ancoragem difíceis e com locais de extração pouco usuais podem ser tratados com sucesso com esta técnica. Os casos apresentados demonstram que a ortodontia lingual é uma ferramenta eficiente para o tratamento de casos de adultos com más oclusões severas, problemas de ancoragem difíceis e exigências estéticas elevadas. [25]

MECANISMO DE BASE

Fios SMA (liga com memória de forma) em Ortodontia Lingual -

O principal problema na biomecânica da ortodontia lingual são as curtas distâncias entre os braquetes. Idealmente, os ortodontistas pretendem realizar o movimento biológico do dente com uma força baixa e contínua e uma relação momento/força constante, de modo a manter uma relação tensão/deformação baixa.

As ligas com memória de forma são materiais ideais porque têm um baixo módulo de Young, apresentam uma relação tensão/deformação muito pequena e têm uma grande secção transversal do fio para obter um máximo de controlo. Estes são os fios ideais para o alinhamento da primeira fase. Reduzem a sequência de fios e obtêm mais rapidamente o alinhamento, o nivelamento e, nalguns casos, o encerramento do espaço utilizando o mesmo fio.

O fio **Bioforce** fornece 100 g na zona média da arcada e 300 g na zona distal. Os fios rectangulares são preferíveis aos fios redondos porque podem controlar imediatamente a inclinação e a angulação da raiz. As propriedades superelásticas do fio são utilizadas para reativar o fio, colocando duas sobre-amarras em todos os dentes. O controlo da raiz é mantido desde o início do tratamento. O tempo de tratamento é mais curto, assim como o tempo de cadeira. Outra utilização dos fios SMA é quando um segundo molar é colado em fases posteriores do tratamento. Os fios de liga com memória de forma permitem a utilização de fios de tamanho quase completo imediatamente após a colagem, mesmo quando o tratamento já progrediu consideravelmente.

EFEITO DE BRACKETS AUTOLIGÁVEIS NA MOVIMENTAÇÃO DENTÁRIA ORTODÔNTICA

As vantagens básicas dos braquetes autoligáveis envolvem a eliminação de certas utilidades ou materiais, como os módulos elastoméricos, juntamente com o processo ou ferramentas associadas à sua aplicação. Isto traz várias caraterísticas favoráveis ao tratamento, incluindo a eliminação de uma potencial contaminação cruzada com ligaduras elásticas, um encaixe consistentemente completo sem o indesejável relaxamento da força dos módulos elastoméricos, um risco supostamente reduzido de descalcificação do esmalte devido à eliminação do local de retenção para a acumulação de placa, uma fricção hipoteticamente reduzida na mecânica de deslizamento e forças de baixa magnitude assumidas, resultando em menos efeitos secundários. Para além disso, durante a última década, as dificuldades iniciais de manuseamento clínico associadas à sua utilização foram ultrapassadas, e a aplicação destes aparelhos foi significativamente simplificada.

EFICÁCIA DA TERAPIA LASER DE BAIXA INTENSIDADE NA REDUÇÃO DO TEMPO DE TRATAMENTO E DA DOR ORTODÔNTICA[26]

Recentemente, a estimulação eléctrica e a vibração por ressonância foram experimentadas em animais, mas estes métodos requerem um aparelho que não é utilizado por rotina na prática dentária. A utilização ablativa de lasers tornou-se comum na prática dentária. A terapia com laser de baixa intensidade tem uma saída de energia que é suficientemente baixa para não fazer com que a temperatura dos tecidos tratados suba acima de $36{,}5^0$ C ou da temperatura normal do corpo.

Nos seus primórdios, a terapia laser de baixa intensidade era aplicada apenas em ciências médicas, como a ortopedia, a cirurgia e a medicina. É utilizada para acelerar a formação de calos nos locais de fratura para facilitar a cicatrização de feridas. Saito e Shimizu descobriram que a terapia laser de baixa intensidade pode acelerar a regeneração óssea na sutura palatina média durante a expansão rápida do palato e estimular a síntese de colagénio, que é a principal proteína da matriz óssea. Na última década, muitos estudos histológicos tentaram determinar o efeito da laserterapia de baixa intensidade sobre as vias histoquímicas diretamente associadas à movimentação dentária ortodôntica. O aumento da atividade osteoblástica e osteoclástica após a terapia com laser de baixa intensidade foi observado in vivo e in vitro.

PROCEDIMENTO

A extração dos primeiros pré-molares maxilares ou mandibulares (ou ambos) deve ser feita para satisfazer os requisitos de espaço para a retração dos dentes anteriores.

A terapia laser de baixa intensidade deve ser iniciada no dia da colocação da mola helicoidal de níquel-titânio para analgesia.

Têm de ser efectuadas duas irradiações.

Uma irradiação deve ser feita no terço médio da raiz do canino, no lado vestibular, e a segunda no lado palatino, mantendo a ponta do laser em contacto direto com os tecidos.

No terceiro dia, deve ser iniciada a terapia laser de baixa intensidade para bio-estimulação.

Foi efectuado um total de 10 irradiações: 5 no lado vestibular e 5 no lado palatino.

Para cobrir todas as fibras periodontais e o processo alveolar à volta dos caninos, a distribuição e a ordem são as seguintes. No lado vestibular, há (1) 2 doses de irradiação no terço cervical da raiz do canino (1 medial e 1 distal), (2) 2 no terço apical da raiz do canino (1 medial e 1 distal) e (3) 1 no terço médio (centro da raiz). No lado palatino, as irradiações são efectuadas de forma semelhante. A ponta é mantida em contacto com o tecido durante a aplicação.

Este procedimento é seguido em todas as consultas subsequentes. O regime de laser é aplicado nos dias 0, 3, 7 e 14 do primeiro mês.

A partir daí, as irradiações são efectuadas de 15 em 15 dias até à retração completa do canino no lado experimental.

A taxa de movimentação dentária ortodôntica deve ser calculada como a quantidade de movimentação dentária dividida pelo período de tempo.

CONCLUSÕES DO ESTUDO

A terapia laser de baixa intensidade aumenta a taxa de movimentação dentária ortodôntica de uma forma fisiológica. Não causa efeitos secundários sobre a vitalidade ou o periodonto dos dentes. Assim, pode ser utilizada de forma segura e rotineira durante o tratamento ortodôntico para encurtar o tempo de tratamento. A laserterapia de baixa intensidade também é um método eficaz de analgesia durante o tratamento ortodôntico. Tem as seguintes aplicações clínicas.

1. A terapia laser de baixa intensidade pode ser utilizada para a movimentação diferencial dos dentes. Em casos de deslocamento da linha média, pode ser

utilizada para estimular a movimentação ortodôntica dos dentes do lado oposto. A aplicação da laserterapia de baixa intensidade apenas nos dentes a serem movimentados preserva a ancoragem. Como a laserterapia de baixa intensidade estimula a movimentação dentária alterando a resposta biológica e não aumentando as forças ou alterando a mecânica, ela não sobrecarrega a ancoragem.

2. Alguns estudos relataram uma diminuição da taxa de movimentação dentária em pacientes adultos devido à diminuição da vascularização e da celularidade do osso. A terapia laser de baixa intensidade será benéfica em pacientes adultos devido à vascularização e celularidade do osso. Com o aumento do número de adultos nos consultórios de ortodontia, esta aplicação pode ser importante.

EFEITO DA RESSONÂNCIA MAGNÉTICA NA MOVIMENTAÇÃO DENTÁRIA ORTODÔNTICA[27]

O movimento dentário ortodôntico é gerado pelo acoplamento da reabsorção óssea no lado comprimido do ligamento periodontal (PDL) e pela formação óssea no lado esticado do PDL, como consequência do stress mecânico terapêutico. Uma vez que o tratamento ortodôntico decorre normalmente durante um longo período de tempo, os problemas de cárie, doença periodontal e o período prolongado de tratamento são um fardo para o paciente. Além disso, tem sido relatado que a duração total do tratamento mostra-se altamente correlacionada com a reabsorção radicular.

Nesse sentido, é importante acelerar a remodelação do osso alveolar durante o tratamento ortodôntico, para encurtar o tempo necessário para o sucesso da terapia.

Até à data, para acelerar a movimentação dentária, têm sido investigados campos físicos e magnéticos, abordagens com irradiação laser de baixa energia, bem como abordagens farmacológicas com a injeção de prostaglandina E2 (PGE e 1,25-(OH) D_{23}) durante a movimentação dentária. No entanto, foram relatados muitos efeitos colaterais, como dor local, reabsorção radicular grave e efeitos colaterais induzidos por medicamentos.

A hipótese é que a aplicação de vibração de ressonância durante o movimento dentário ortodôntico deve afetar a aceleração do movimento dentário, aumentando a atividade das células no PDL.

PROCEDIMENTO

As vibrações são aplicadas pelo sinal de controlo através do amplificador de potência controlado pelo sinal de saída do acelerómetro, mantendo assim a aceleração a 1,0 metro por segundo quadrado (m/s2).

O sinal amplificado é então transferido para o vibrador, provocando a sua excitação.

A alteração da resposta em frequência da amostra pode ser detectada simultaneamente. Os ensaios de vibração devem ser efectuados durante 5 minutos, e as curvas de ressonância são apresentadas como relações frequência-força no monitor do controlador de vibração.

O deslocamento dos primeiros molares superiores deve ser medido nos dias 0, 3, 7, 10, 14, 17 e 21, após a aplicação da força expansiva.

Um traçado da vista oclusal de um modelo de gesso preciso da dentição maxilar é ampliado 10 vezes. Os contornos das cúspides palatinas do segundo e terceiro molares destes traçados são então sobrepostos aos traçados a partir do modelo de gesso inicial. A distância entre a crista da cúspide mesiopalatina do primeiro molar, antes e depois do movimento dentário, deve ser medida com um compasso de calibre deslizante.

O movimento dentário isolado, excluindo o crescimento da sutura palatina mediana, é medido através da sobreposição dos contornos do segundo e terceiro molares.

DISCUSSÃO

A frequência de ressonância - a frequência natural - é definida como a velocidade máxima registada na curva de ressonância. A vibração de ressonância é considerada como a força que aplicou a maior amplitude de vibração ao tecido periodontal. Foi relatado que as moléculas de sinalização, tais como c-fos MAPK e óxido nítrico, aumentam no PDL imediatamente após a estimulação mecânica. Por conseguinte, a estimulação foi aplicada durante apenas 8 minutos. O carregamento de uma força vibratória durante 1,5 horas por dia, ao longo de 3 semanas, foi relatado como tendo um movimento dentário cerca de 1,3 a 1,4 vezes maior do que o carregamento de uma força estática.

No entanto, a frequência e a duração deste tipo de tratamento implicam um stress mental e físico considerável. Por conseguinte, é desejável, no contexto clínico, aplicar a estimulação vibracional o mais rapidamente possível.

O complexo de dente e PDL é considerado viscoelástico.

É referido que uma força vibratória intermitente é mecanicamente mais eficaz do que uma força estática na alteração da viscoelasticidade da PDL e que este efeito persiste durante um determinado período de tempo.

Recentemente, o RANKL foi referido como um fator essencial para a formação, função e sobrevivência dos osteoclastos.

Estudos demonstraram que a expressão de RANKL é fortemente expressa no lado da compressão no grupo RV em comparação com o grupo C.

É geralmente aceite que o RANKL é expresso em células estromais, fibroblastos e osteoblastos. No entanto, vários relatórios mostraram que o RANKL é expresso em osteoclastos.

Kartsogiannis et al. referiram que os níveis de ARNm e de proteína RANKL parecem estar correlacionados com a capacidade de reabsorção, sendo que os osteoclastos em superfícies ativamente reabsorvidas apresentam uma expressão elevada de RANKL.

Os resultados sugerem que a vibração de ressonância estimula as actividades de reabsorção dos osteoclastos. O número de osteoclastos multinucleares no dia 8 foi 1,7 vezes maior no grupo RV do que no grupo C.

As conclusões sugerem que a vibração de ressonância estimula a diferenciação de monócitos/macrófagos a partir de células hematopoiéticas, por exemplo, aumentando o fluxo sanguíneo. Além disso, o aumento da expressão de RANKL nos fibroblastos e osteoclastos da PDL pode induzir e ativar os osteoclastos.

Consequentemente, a remodelação do osso alveolar pode ser melhorada. É de salientar que a vibração de ressonância pode ser aplicada como uma tensão mecânica nas células PDL. A vibração ultra-sónica é uma forma de estimulação vibratória que é semelhante à vibração de ressonância. Foi relatado que a vibração ultra-sónica acelera o movimento dentário.

No entanto, a vibração ultra-sónica dos dentes pode estar associada a certos riscos, tais como danos térmicos na polpa dentária.

A vibração de ressonância é eficiente e pode ser aplicada ao PDL como uma tensão mecânica que não causa danos adicionais aos tecidos periodontais.

Os ultra-sons são utilizados para tratar fracturas ósseas em ortopedia. Os efeitos dos ultra-sons foram demonstrados nos tecidos moles e incluem a angiogénese, o aumento da síntese de proteínas nos fibroblastos e o aumento da velocidade do fluxo sanguíneo na artéria de distribuição muscular.

Também foi relatado que os ultra-sons têm efeitos na reparação óssea.

O mecanismo celular exato subjacente à ação terapêutica dos ultra-sons permanece desconhecido, embora tenham sido propostas as seguintes hipóteses:

(1) Um efeito direto na permeabilidade da membrana celular e na atividade da adenilato ciclase, segundo mensageiro, e alterações no transporte de iões ou proteínas, que podem modificar os sinais intracelulares para a expressão genética

(2) Ativação do canal de catiões do tipo "recetor de estiramento" e alterações na concentração de catiões, de modo a modificar os sinais intracelulares que regulam a expressão genética

(3) A energia mecânica transferida ativa alterações na fixação do citoesqueleto à matriz extracelular

(4) A indução de correntes eléctricas no osso. Um aumento da temperatura pode ter um efeito no metabolismo celular.

Especula-se que alguns dos possíveis eventos acima referidos possam estar envolvidos no mecanismo subjacente ao efeito da vibração de ressonância no movimento dentário; no entanto, o mecanismo detalhado não foi relatado até agora. São necessários mais estudos para elucidar estes fenómenos.

Pensa-se geralmente que a reabsorção radicular durante o movimento ortodôntico dos dentes ocorre porque o tecido hialinizado, que resulta da obstrução do fluxo sanguíneo no lado da compressão, acelera a reabsorção radicular.

A vibração por ressonância pode evitar a obstrução do fluxo sanguíneo e a hialinização no lado da compressão.

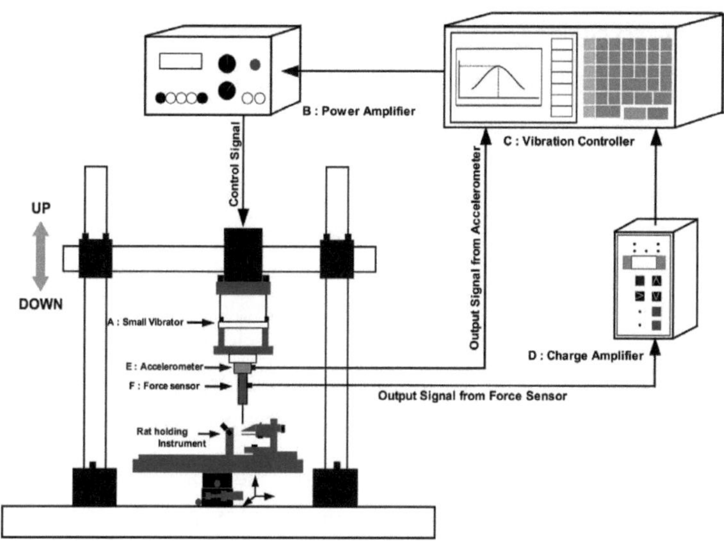

Fig. 8. Sistema de fornecimento de vibração de ressonância: A, pequeno vibrador; B, amplificador de potência; C, controlador de vibração; D, amplificador de carga; E, acelerómetro; F, sensor de força.

CONCLUSÕES

A aplicação da vibração de ressonância pode acelerar o movimento dentário ortodôntico através do aumento da expressão de RANKL na PDL, sem danos adicionais aos tecidos periodontais, como a reabsorção radicular.

EFEITO DO CAMPO ELECTROMAGNÉTICO PULSADO NO MOVIMENTO DENTÁRIO ORTODÔNTICO (PEMF)[28]

A utilização de energia eléctrica para estimular os sistemas biológicos tem recebido recentemente uma atenção considerável, tanto nas ciências básicas como nas áreas clínicas da medicina e da medicina dentária. No campo da ortopedia, os campos electromagnéticos têm sido utilizados com sucesso para induzir a cura de fracturas de ossos longos humanos que se revelaram resistentes ao tratamento convencional e que frequentemente exigiram amputação, antes do desenvolvimento da terapia electrobiológica.

Em medicina dentária, os princípios electromagnéticos têm sido utilizados para acelerar a cicatrização de defeitos periodontais, reduzir a quantidade de reabsorção do rebordo alveolar observada após extracções, aumentar a taxa de cicatrização de fracturas faciais e estimular a taxa de crescimento do côndilo mandibular. Foram efectuados numerosos estudos laboratoriais sobre os efeitos dos campos eléctricos nos tecidos vivos. Estas investigações mostraram que os campos eléctricos aplicados podem alterar os estados eléctricos normais do osso e da cartilagem, induzir um aumento das taxas de divisão celular e do metabolismo e, assim, promover uma maior cicatrização de defeitos ósseos e cartilaginosos.

As primeiras investigações utilizavam eléctrodos implantados cirurgicamente e corrente contínua. O cátodo era implantado no osso ou na cartilagem e o ânodo era colocado num local remoto da área a ser investigada, frequentemente na superfície da pele. A osteogénese ou condrogénese foi frequentemente observada no cátodo e foi atribuída aos efeitos da corrente contínua.

Vários investigadores postularam que as forças mecânicas ortodônticas podem desencadear uma resposta inflamatória nos tecidos periodontais adjacentes, levando à descarga de serotonina e histamina pelos mastócitos, resultando num aumento da permeabilidade vascular do ligamento periodontal. Tanto as prostaglandinas quanto os macrófagos sanguíneos também têm sido apontados como potenciais fontes de enzimas que podem estimular a reabsorção óssea.

A piezoeletricidade, que é definida como a eletricidade resultante da pressão sobre cristais, foi recentemente sugerida como o principal mecanismo pelo qual o movimento dentário é modulado.

Quando uma força mecânica é aplicada a um dente e depois transmitida ao processo alveolar adjacente, ocorre uma pequena quantidade de flexão do osso. Isto resulta numa alteração da carga eléctrica superficial causada pela distorção das ligações cruzadas na estrutura de colagénio do osso. Foi demonstrado um estado eletronegativo em áreas sujeitas a tensão e atividade osteoblástica; um estado mais eletropositivo é encontrado em áreas sob pressão caracterizadas por atividade osteoclástica.

Foi proposto que esta piezoeletricidade produzida pela deformação mecânica do osso pode ser a principal via responsável pela ativação dos osteoclastos e osteoblastos para produzir uma resposta adequada do osso alveolar. Acredita-se que a membrana celular representa a interface entre os estímulos externos, sejam eles mecânicos ou eléctricos, e a resposta específica da célula.

PROCEDIMENTO

O sistema de aplicação de força ortodôntica utilizado é uma mola helicoidal comprimida semelhante à descrita por Storey.

O fio ortodôntico de aço inoxidável com 0,010 polegadas de diâmetro é utilizado para formar uma bobina com três voltas e um diâmetro de 3 mm. As pernas da mola têm 9 mm de comprimento com um ângulo de 35" entre si. Quando comprimida de modo a que as pequenas bobinas individuais que actuaram como batentes na boca estejam separadas por 1 mm, é produzida uma força reprodutível de 12 g e verificada para cada mola, utilizando um medidor de tensão e de esforço.

A estimulação PEMF é efectuada durante 8 horas por dia durante os 10 dias seguintes. São efectuadas medições diárias, com o paquímetro, da quantidade de separação dos dois incisivos centrais.

CONCLUSÕES

1. A aplicação de um PEMF aos animais experimentais aumentou significativamente tanto a taxa quanto a quantidade final de movimentação dentária ortodôntica observada durante um período experimental de IO dias.

2. Os animais experimentais estimulados com PEMF mostraram evidências histológicas de aumentos significativos na quantidade de osso e matriz depositados na área de tensão entre os incisivos superiores movimentados ortodonticamente.

3. Após 10 dias de exposição ao PEMF e à força ortodôntica, os animais experimentais demonstraram um número significativamente maior de osteoclastos no osso alveolar que circunda os incisivos superiores, refletindo um aumento na atividade celular dos tecidos locais.

4. A exposição de um dia a PEMFs produziu algumas pequenas alterações na química sistémica do sangue dos animais experimentais relacionadas com aumentos no metabolismo das proteínas e na atividade ou degradação muscular.

5. As informações contidas neste estudo são suficientes para apoiar a premissa de que os PEMFs podem ter o potencial de produzir taxas aumentadas de movimentação dentária ortodôntica e deposição óssea in vivo.

EFEITO DOS MEDICAMENTOS NA MOVIMENTAÇÃO DENTÁRIA ORTODÔNTICA[29]

Klein e Raisz referiram que a prostaglandina E1 (PGE1) e a prostaglandina E2 (PGE2) estimulavam a reabsorção óssea, actuando diretamente nos osteoclastos, e tinham efeitos semelhantes aos da hormona paratiroide. Na sequência dos seus trabalhos, vários estudos mostraram que a PGE2 aumentava o número e a atividade (capacidade de formar bordos rugosos) dos osteoclastos. Além disso, alguns outros agentes reabsorventes ósseos, nomeadamente os factores de crescimento17 e as interleucinas, exercem os seus efeitos induzindo a produção de PGE2. Sugere-se também que, à semelhança de outros agentes reabsorventes ósseos, a PGE2 estimula a diferenciação das células osteoblásticas e a formação de novo osso, acoplando a reabsorção óssea in vitro. Um estudo recente indicou que a PGE2 inibe de forma dependente da dose a atividade de reabsorção dos osteoclastos funcionalmente maduros.

Outro agente que tem sido utilizado experimentalmente para melhorar a movimentação dentária ortodôntica é o 1,25-dihidroxicolecalciferol (1,25-DHCC). O 1,25-DHCC é a forma biologicamente ativa da vitamina D e é considerada uma das 3 hormonas calcificantes. Uma diminuição do nível de cálcio sérico estimula a secreção da hormona paratiroide. Para manter a homeostase do cálcio, a hormona paratiroide aumenta a excreção de $PO4^{-3}$, a reabsorção de Ca^{+2} do rim e a hidroxilação do 25-hidroxicolecalciferol em 1,25-DHCC. Em vários estudos, foi demonstrado que o 1,25-DHCC estimula a reabsorção óssea, induzindo a diferenciação dos osteoclastos a partir dos seus precursores e aumentando a atividade dos osteoclastos existentes. Para além da sua atividade de reabsorção óssea, sabe-se que o 1,25-DHCC estimula a mineralização óssea e a diferenciação das células osteoblásticas de forma dependente da dose. A PGE2 e o 1,25-DHCC são ambos alegadamente capazes de melhorar a movimentação dentária ortodôntica quando aplicados localmente em combinação com forças mecânicas. O objetivo deste estudo foi comparar os efeitos da administração local de PGE2 e 1,25-DHCC na movimentação dentária ortodôntica.

DISCUSSÃO

O 1,25-DHCC é mais eficaz na modulação do turnover ósseo durante a movimentação dentária ortodôntica, devido aos seus efeitos bem equilibrados na formação e reabsorção óssea. O DMSO não teve efeito sobre a movimentação dentária ortodôntica e apenas o 1,25-DHCC foi responsável pela movimentação dentária. Collins e Sinclair também utilizaram o DMSO para dissolver o 1,25-DHCC, e também não mencionaram efeitos histológicos.

Rygh et al. relataram um aumento da atividade vascular do ligamento periodontal e um aumento do fornecimento de sangue às áreas de atividade osteoclástica no lado da pressão durante o movimento dentário ortodôntico. O aumento da vascularização é essencial para o recrutamento de células responsáveis pela remodelação do ligamento periodontal e do osso.

Encontrámos aumentos significativos na vascularização dos grupos PGE2 e 1,25-DHCC. O aumento no grupo PGE2 foi significativamente maior do que no grupo 1,25-DHCC. Foi demonstrado que os tecidos dentários inflamados desenvolvem uma densidade aumentada de vasos sanguíneos e a PGE2 é um mediador de inflamação bem estabelecido que tem efeitos significativos na vascularização. O maior número de capilares no grupo da PGE2 pode ser atribuído a esta caraterística farmacológica da PGE2.

Quando os dentes são movimentados dentro do osso, ocorre reabsorção óssea na parede do alvéolo adjacente ao ligamento periodontal. Correspondendo à reabsorção que ocorre na parede alveolar na direção da força, ocorre a aposição na superfície externa do alvéolo. Esse processo move o dente para áreas fora do processo alveolar original, pois leva o alvéolo junto com ele.

Assim, um agente farmacológico utilizado para acelerar a movimentação dentária através do aumento da reabsorção do osso alveolar não deve perturbar esse acoplamento entre reabsorção e formação. Verificou-se que o número de osteoblastos na superfície externa do alvéolo, tanto no grupo 1,25-DHCC quanto no grupo PGE2, foi significativamente maior do que nos demais grupos. Isto pode ser explicado pelo modelo hipotético para a ativação dos osteoclastos e a sua regulação.

O modelo propõe que a ativação dos osteoclastos por agentes reabsorventes ósseos é mediada por osteoblastos que respondem diretamente a estes agentes, expondo o mineral ósseo aos osteoclastos ou libertando um fator solúvel que ativa estas células. O maior número de osteoblastos foi registado no grupo do 1,25-DHCC. Isto pode dever-se ao facto de o 1,25-DHCC atuar diretamente no núcleo das células osteoprogenitoras através de um mecanismo independente da cascata de nucleótidos cíclicos. Outra razão pode ser o facto de os osteoblastos, e não os osteoclastos, serem as células-alvo do 1,25-DHCC.

CONCLUSÃO

Tanto a PGE2 quanto a 1,25-DHCC aumentaram a quantidade de movimentação dentária sem efeitos adversos detectáveis. Este aumento pode ser considerado clinicamente significativo.

Embora a quantidade de movimento dentário tenha sido muito semelhante, a atividade osteoclástica no grupo PGE2 foi significativamente maior do que no grupo 1,25-DHCC.

Por outro lado, no grupo do 1,25-DHCC, o número de osteoblastos na superfície externa do alvéolo foi significativamente maior.

Esse achado indica que o 1,25-DHCC promove a formação óssea de forma mais potente do que a PGE2, favorecendo o acoplamento entre formação e reabsorção na remodelação do osso alveolar durante a movimentação dentária ortodôntica.

EFEITOS DA RELAXINA HUMANA NO MOVIMENTO DENTÁRIO ORTODÔNTICO E NOS LIGAMENTOS PERIODONTAIS EM RATOS

O passo limitador do tratamento ortodôntico é frequentemente a rapidez com que os dentes se movem. A utilização de agentes biológicos para modificar a velocidade de movimentação dentária tem-se revelado eficaz em animais. A relaxina é uma hormona presente tanto no homem como na mulher. A sua principal ação é aumentar a renovação dos tecidos conjuntivos fibrosos. Assim, a relaxina pode aumentar a quantidade e a velocidade do movimento dentário através do seu efeito no ligamento periodontal (PDL).

A relaxina é uma hormona da família da insulina/relaxina de hormonas estruturalmente relacionadas. Foi demonstrado que se liga a receptores que fazem parte da família de receptores de proteína G de repetição rica em leucina (LGR7 e LGR8).

A relaxina é produzida em muitos mamíferos durante a gravidez; promove o amolecimento cervical e o alongamento dos ligamentos interpúbicos em ratos e bovinos.

Além disso, a relaxina influencia muitos outros processos fisiológicos, como a renovação do colagénio, a angiogénese e a antifibrose, tanto em homens como em mulheres. Estas últimas ações sugerem que a relaxina pode influenciar a movimentação dentária ortodôntica através de alterações no ligamento periodontal (LPD). Portanto, os objetivos deste estudo foram avaliar se a relaxina afeta a movimentação dentária ortodôntica, a organização e as propriedades físicas do LPD.[30]

O movimento dentário foi avaliado cefalometricamente através da determinação da alteração da localização do molar ao longo do vetor molar-incisivo, utilizando os implantes palatinos submucosos como pontos de referência de sobreposição.

DISCUSSÃO[31]

Em primeiro lugar, houve aumentos significativos na movimentação dentária entre os dias 4, 7 e 9 no grupo tratado com relaxina, enquanto que aumentos significativos ocorreram entre os dias 2, 7 e 9 no grupo tratado com veículo. Esse achado sugere que o aumento da movimentação dentária nos animais tratados com relaxina iniciou-se mais tardiamente do que nos controles. Partindo do pressuposto de que as tensões ortodônticas estavam sendo transmitidas ao osso alveolar através das fibras principais do PDL, é razoável postular que alterações nessas fibras no grupo relaxina poderiam interferir na transdução dos sinais de tração.

O movimento dentário ortodôntico pode afetar a organização das fibras nos locais de tração, mas a relaxina pode interferir na recuperação a curto prazo. A análise fractal também foi utilizada para quantificar a complexidade da interface PDL-osso na movimentação ortodôntica dos dentes, sugerindo que a remodelação da PDL em resposta à força pode se manifestar como um aumento da complexidade nessa interface.

Em terceiro lugar, as percepções do espetador ou o nível de organização, quantificado por uma EVA, também mostraram maior variabilidade no grupo da relaxina no dia 2. Além disso, esta abordagem detectou uma maior desorganização no grupo da relaxina no 7º dia. Esta diferença não foi detectada nos dados fractais ao 7º dia, o que sugere que a análise fractal pode ser menos sensível a estas alterações do que a abordagem visual.

Em quarto lugar, os testes mecânicos do PDL quantificaram cargas de falha mais baixas, tensões no pico e na falha, e rigidez no grupo tratado com relaxina em ambos os pontos de tempo iniciais, particularmente no dia 1. Foi demonstrado que a relaxina tem um papel na regulação do tecido conjuntivo, aumentando a renovação do colagénio. Os dados in-vitro mostram que a relaxina desorganiza e afrouxa a disposição do PDL do dente para a superfície óssea, e dissolve as inserções de fibras de Sharpey do PDL. Estes efeitos da relaxina podem enfraquecer a resistência mecânica da PDL, resultando numa PDL mais frágil e mais solta a curto prazo.

Em quinto lugar, foi identificada uma maior mobilidade molar no grupo da relaxina. Essa diferença foi mais evidente no dia 1 do que no dia 3. Como os intervalos de mobilidade dentária refletem a rigidez da PDL, esse achado é considerado a consequência de uma PDL desorganizada. O achado de uma associação negativa significativa entre a rigidez da PDL e a mobilidade dentária reforça essa conclusão. As fibras da PDL começam a se remodelar assim que a movimentação dentária se inicia. Há uma extensa quebra das fibras da PDL nas áreas de pressão e tensão. Além disso, uma intensa atividade vascular na PDL e no osso alveolar ocorre em áreas de tensão. A expressão do colagénio de tipo I aumenta 72 horas após o início do movimento dentário e mantém-se a um nível elevado ao fim de uma semana, enquanto que o aumento da expressão do colagénio de tipo XII é observado pela primeira vez ao fim de uma semana. Esta sequência temporal da expressão do colagénio tipo I e XII ocorre num padrão semelhante ao encontrado durante o desenvolvimento da PDL, sugerindo que a expressão do colagénio tipo XII pode estar intimamente associada à regeneração funcional da PDL. Os resultados deste estudo apoiam a ideia de que a relaxina tem um efeito na remodelação da PDL em poucos dias.

A extrapolação da falha em demonstrar que a relaxina melhora a movimentação dentária ortodôntica neste modelo de sistema para a utilidade da relaxina no tratamento ortodôntico humano deve ser abordada com cautela. Pode haver um efeito aditivo da administração contínua de relaxina e das reativações repetidas do aparelho com modificação da movimentação dentária durante o tratamento ortodôntico real em humanos.

Nesse modelo, o aparelho foi ativado apenas uma vez, no início do tratamento. Estudos futuros devem analisar o efeito do relaxin combinado com reativações repetidas do aparelho. Além disso, com base nos seus efeitos sobre as fibras PDL, a relaxina pode encontrar sua aplicação clínica mais significativa na redução da tendência de recidiva dentária pós-ortodôntica, e não no aumento da movimentação dentária.[32]

EFEITOS DO ÓXIDO NÍTRICO NA MOVIMENTAÇÃO DENTÁRIA ORTODÔNTICA EM RATOS[33]

A síntese de NO também pode ser induzida em osteoblastos e osteócitos por tensão mecânica e tensão de cisalhamento. Estes estímulos causam aumentos rápidos mas transitórios na produção de NO e prostaglandinas por células derivadas do osso e culturas de órgãos. Também foi relatado que os osteócitos mostram um aumento maior na produção de NO como resultado da carga mecânica do que os osteoblastos, apoiando a hipótese de que os osteócitos são os principais sensores e efetores do stress mecânico no osso. Infelizmente, são raros os estudos sobre o papel do NO na movimentação dentária ortodôntica.

Hayashi et al. estudaram ratos com diferentes isoformas de NO e observaram que a forma endotelial pode atuar como a principal isoforma de NOS que regula a produção de NO no tecido periodontal em resposta a estímulos mecânicos ortodônticos.

Shirazi et al administraram L-arginina e éster metílico de NG-nitro-L-arginina a ratos e verificaram que a atividade osteoclástica e a remodelação óssea aumentavam com o precursor do NO, enquanto o inibidor da NOS diminuía a atividade osteoclástica.

PROCEDIMENTO

O éster metílico da N-nitro-L-arginina (L-NAME) foi utilizado como inibidor da NOS, e a nitro-L-arginina (NLA) foi utilizada como precursor da NOS. Ambos os compostos devem ser dissolvidos separadamente em NaCl a 0,9% (solução salina) em concentrações de 10±4, 10±5 e 10±6 mol/L.

Vinte microlitros da solução são injectados na área do subperiósteo adjacente aos incisivos maxilares esquerdo e direito de 12 em 12 horas durante o período experimental.

CONCLUSÕES

1. O aumento da produção de NO devido à administração de NLA aumentou significativamente o número de HL, O, CV e a taxa de movimentação dentária ortodôntica em ratos.

2. O efeito do NLA foi evidentemente maior com doses mais elevadas.

3. Em comparação com doses baixas, a inibição do NO com doses elevadas de L-NAME diminuiu a movimentação dentária, mas a administração de L-NAME, em geral, não afectou significativamente a taxa de movimentação dentária durante o período experimental de 5 dias.

4. Parece que os precursores de NO não tóxicos podem ser utilizados para reduzir o tempo de tratamento ortodôntico, mas são necessários mais estudos, para uma avaliação pormenorizada do NO, antes da sua aplicação clínica.

EFEITO DA NICOTINA NA MOVIMENTAÇÃO DENTÁRIA ORTODÔNTICA

O consumo de cigarros é uma das principais causas de muitas doenças fatais e mortes prematuras em muitos países. O tabagismo aumenta a progressão da aterosclerose e das doenças cardiovasculares e está altamente associado à diabetes, a anomalias da tiroide e a doenças gastrointestinais.

É um importante fator de risco para os cancros do pulmão, da próstata e do pâncreas. Também tem efeitos prejudiciais noutras pessoas como fumadores passivos. Além disso, o tabagismo tem efeitos intra-orais prejudiciais; aumenta a progressão da doença periodontal e é a principal causa de cancro oral.[34]

A nicotina é um alcaloide do grupo dos alcalóides livres de oxigénio, que é o principal componente psicoativo do fumo do cigarro, altamente viciante se inalado, através da ligação a receptores colinérgicos nicotínicos no cérebro e da libertação de neurotransmissores como a dopamina, causando neuroadaptação (tolerância). A nicotina também pode causar dependência e síndroma de abstinência. Pode influenciar a reabsorção e a aposição óssea[34].

Foi referido que a nicotina pode levar a uma regulação positiva da PGE2 nos neutrófilos e monócitos humanos. Chang et al referiram que a estimulação de fibroblastos gengivais humanos quiescentes com nicotina resultou na indução da proteína COX-2 Mrna nestas células.

É sabido que a ciclo-oxigenase é uma das enzimas mais importantes que contribui para a conversão do ácido araquidónico em prostaglandinas e tromboxanos, sendo as prostaglandinas (especialmente a PGE-2) mediadores importantes na remodelação óssea e na movimentação dentária ortodôntica. Portanto, a aceleração da movimentação dentária ortodôntica causada pela nicotina pode ser mediada pelo aumento da produção de PGE-2. Chang et al. também demonstraram que quanto maior a quantidade de nicotina, maior a produção de PGE-2, o que pode ser uma razão para o aumento da taxa de movimentação dentária com o aumento da dosagem de nicotina. Nas células pré-osteoblásticas, a nicotina promove o ciclo celular e inibe a diferenciação relacionada com a regulação da p53.[34]

Considerando os dados sobre a prevalência relativamente marcante do tabagismo entre pacientes ortodônticos e os efeitos celulares e moleculares da nicotina, são necessários mais estudos para investigar os efeitos dos componentes do cigarro na movimentação dentária ortodôntica. Devido aos efeitos nocivos da nicotina, não é ético realizar tais estudos em seres humanos. [34]

O tabagismo prolongado é um fator de risco para a osteoporose e pode levar ao tratamento com bifosfonatos, que podem diminuir rapidamente a movimentação dentária e interferir nos resultados ortodônticos desejáveis. Portanto, o tabagismo prolongado pode diminuir a movimentação dentária devido a outros medicamentos que são utilizados, apesar de um isolado, a nicotina, poder aumentar a movimentação dentária.

Embora vários estudos tenham investigado os efeitos da nicotina nos osteoclastos e osteoblastos, as diferenças nas condições de cultura celular, as diferentes fases de diferenciação celular, os diferentes tipos de células e as diferentes doses de nicotina conduziram a resultados variáveis nestes estudos. [35]

Estão disponíveis terapias de substituição da nicotina, como as gomas e os adesivos de nicotina, que se revelaram eficazes na redução do tabagismo em vários estudos. Embora a nicotina seja viciante quando inalada no fumo do tabaco, raramente causa dependência se for administrada por via oral ou através da pele; isto pode dever-se ao facto de a sua administração ao cérebro ser mais lenta. Devido à eficácia das terapias de substituição da nicotina e uma vez que os nossos resultados mostraram os efeitos acelerados da nicotina na movimentação dentária ortodôntica, sugerimos que os ortodontistas possam aconselhar os seus pacientes a utilizar terapias de substituição da nicotina para os ajudar a deixar de fumar. Seu consumo deve ser monitorado por um médico, para que não interfira no tratamento ortodôntico[36].

CONCLUSÃO DO ESTUDO[34]

A nicotina acelera significativamente a taxa de movimentação dentária ortodôntica em ratos, e este efeito é dependente da dose. As alterações no metabolismo ósseo, a diminuição do diâmetro dos vasos, a indução do ARNm da COX-2 e a produção de PGE2 associada, o aumento da função reabsorvente dos osteoclastos e a produção de citocinas reabsorventes do osso, como a IL-1, induzidas pela nicotina, podem ser responsáveis por esta observação.

Relativamente ao efeito prejudicial do tabaco para a saúde, os ortodontistas devem encorajar os seus pacientes a deixar de fumar e compreender que a terapêutica de substituição da nicotina não deve interferir com a movimentação dentária ortodôntica.

EFEITO DO CAFÉ NA MOVIMENTAÇÃO DENTÁRIA ORTODÔNTICA[37]

Diminuição temporária da DMO induzida pela cafeína

A cafeína (1,3,7-metilxantina), membro da família das metilxantinas, é a substância psicoactiva mais consumida, estando presente no café, no chá e em bebidas gaseificadas como a cola. Muitos estudos demonstraram que o consumo de cafeína está relacionado com uma baixa densidade óssea. Os mecanismos, no entanto, são complicados.

Evidências têm sugerido que o consumo de cafeína aumenta a excreção urinária de cálcio. A perda de cálcio induzida pela cafeína tem sido verificada como consequência da redução da reabsorção renal causada pelo seu antagonismo à adenosina, que desempenha um papel importante na resposta de feedback tubuloglomerular como mediador, e este antagonismo foi identificado como sendo provocado pela semelhança estrutural da cafeína com a adenosina.

A cafeína compensa o efeito da adenosina através da regulação positiva da enzima adenilil ciclase, aumentando depois a concentração intracelular de AMPc e, consequentemente, activando a proteína quinase A (PKA), o que leva finalmente à perda de cálcio através da urina. A baixa concentração de cálcio sérico produzida pelo mecanismo acima referido promove a secreção da hormona paratiroide (PTH), que estimula a dissolução do conteúdo mineral ósseo no sangue, provocando assim uma redução da DMO.

No entanto, a administração de cafeína a longo prazo induz uma elevação da absorção intestinal de cálcio através do aumento da produção de 1,25-(OH) -D_{23} , o que faz com que o equilíbrio do cálcio volte ao normal, indicando que a diminuição da densidade óssea pode ser temporária e regressar aos níveis normais através da regulação neuro-humoral.

Para além da regulação sistémica do metabolismo do cálcio, a cafeína pode inibir diretamente os processos de desenvolvimento dos osteoblastos, que incluem a proliferação, seguida da maturação e mineralização da matriz, o que resulta na falta de osteoblastos activados e, consequentemente, na diminuição da DMO.

Foram efectuados muitos estudos para elucidar o mecanismo subjacente ao efeito inibitório induzido pela cafeína nos osteoblastos. Trabalhos anteriores concluíram que a cafeína aumenta, de duas formas, a concentração de AMPc intracelular, um mediador a montante que regula negativamente a proliferação dos osteoblastos; em primeiro lugar, a cafeína inibe a fosfodiesterase que decompõe o AMPc e, em segundo lugar, a cafeína induz um aumento da produção de prostaglandina E (PGE_2) in vitro e in vivo. Uma concentração elevada de PGE_2 pode aumentar o AMPc intracelular nos osteoblastos e também foi relatado que regula positivamente a atividade dos osteoclastos e inibe a síntese de colagénio, levando a uma reabsorção óssea mais rápida e a uma deposição óssea mais lenta.

Além disso, foi demonstrado que a cafeína diminui a expressão do recetor da vitamina D (VDR) na superfície das células dos osteoblastos; e o VDR desempenha um papel essencial na via através da qual a 1,25-$(OH)_2$ -D_3 modula a proliferação, a diferenciação e a atividade da fosfatase alcalina (ALP) dos osteoblastos.

Quando os osteoblastos foram tratados com cafeína numa concentração relativamente baixa (0,1 e 0,2 mM), a diminuição da atividade da ALP e a síntese de colagénio que conduzem a uma matriz extracelular alterada incompetente para a mineralização voltam aos níveis normais apesar da interferência consistente da cafeína, indicando que o efeito negativo da cafeína no desenvolvimento da resposta como osteoblasto é mais um atraso do que uma inibição completa.

HIPÓTESE

A cafeína está amplamente presente no café e noutras bebidas psicoactivas pelo seu efeito estimulante e nunca foi identificada como promotora da OTM. Neste contexto, propomos a hipótese de que o simples facto de beber café pode ser um acelerador eficaz e seguro da OTM através da baixa densidade óssea temporária induzida pela cafeína.

A hipótese baseia-se nos três pontos seguintes:

(1) A cafeína interrompe o equilíbrio do cálcio no tecido ósseo, levando a uma baixa densidade óssea, o que pode ser compensado pelo aumento da absorção intestinal de cálcio através da regulação neuro-humoral.

(2) Quando exposto a uma dose adequada de cafeína, o desenvolvimento das células osteoblásticas pode ser retardado, induzindo uma baixa DMO, e voltar ao normal apesar da exposição contínua.

(3) Uma DMO baixa acelera a remodelação óssea, encurtando assim a duração do tratamento ortodôntico.

EFEITO DA QUIMIOCINA NA MOVIMENTAÇÃO DENTÁRIA ORTODÔNTICA [38]

As quimiocinas, uma grande família de citocinas quimiotácticas, fornecem sinais fundamentais para o tráfico, a diferenciação e a atividade das células ósseas. Verificou-se que o ligando de quimiocina CC 2 (CCL2, anteriormente conhecido como proteína quimiotáctica de monócitos-1) promove a quimiotaxia, a diferenciação e a ativação dos osteoclastos. Os efeitos celulares do CCL2 são mediados pela sua ligação ao recetor 2 da quimiocina CC (CCR2), que é expresso pelos precursores dos osteoclastos.

Além disso, a expressão de CCL2 está muito aumentada nos tecidos periodontais com carga ortodôntica, bem como noutras condições inflamatórias como a artrite reumatoide, metástases de cancro ósseo, doença periodontal e osteólise periapical.

Estudos in vitro e in vivo demonstraram que o bloqueio ou a ausência de CCR2 impede significativamente a reabsorção óssea na artrite experimental, na osteoporose e na cicatrização de fracturas ósseas.

Embora a expressão de CCL2 tenha sido demonstrada no periodonto com força ortodôntica, os papéis funcionais de CCL2 e CCR2 na movimentação dentária ortodôntica não são conhecidos.

DISCUSSÃO

Os resultados mostraram que o número de osteoclastos foi reduzido e o movimento dentário diminuiu quando as interações CCL2 estavam ausentes (ratinhos CCR2) ou antagonizadas (ratinhos tratados com P8A).

A deficiência de CCR2 foi associada a expressões mais baixas de RANKL, RANK e marcadores de osteoblastos (COL-1 e OCN), reforçando o papel das interações CCL2-CCR2 na condução da remodelação óssea durante o movimento dentário ortodôntico.

Vários estudos têm demonstrado um aumento da expressão de CCL2 durante o movimento dentário ortodôntico, bem como noutros locais de remodelação óssea, tais como a artrite reumatoide, a doença periodontal e as metástases ósseas, em que a osteoclastogénese é altamente estimulada.

Uma vez que os efeitos celulares do CCL2 podem ser mediados pelo CCR2, a sua ausência pode interferir com a diferenciação dos osteoclastos e, consequentemente, com a remodelação óssea.

O CCL2, bem como o eixo CCL2-CCR2, desempenha um papel significativo no recrutamento de osteoclastos e na reabsorção óssea no movimento dentário ortodôntico. Embora estudos anteriores tenham demonstrado que a osteoclastogénese e a atividade de reabsorção óssea são reguladas positivamente pelo RANKL, produzido por osteoblastos/estromas. Os estudos mostraram que a deficiência de CCR2 diminui a expressão de RANK por pré-osteoclastos e reduz a reabsorção óssea osteoclástica in vitro e in vivo.

Além disso, o tratamento com P8A reduziu os níveis de RANKL e a erosão óssea

CONCLUSÕES

1. A ausência de CCR2 diminuiu a quimioatracção dos osteoclastos e diminuiu as actividades dos osteoclastos e dos osteoblastos, levando à redução da movimentação dentária. Essa foi a primeira demonstração de que o CCR2 desempenha um papel importante na remodelação óssea durante a movimentação dentária ortodôntica.

2. O CCL2 é o principal ligando do CCR2 e desempenha um papel central no recrutamento de osteoclastos e, consequentemente, no movimento dentário ortodôntico.

3. O bloqueio do eixo CCR2-CCL2 poderá ser utilizado para futuras intervenções terapêuticas, limitando doenças inflamatórias de perda óssea, como a osteoporose e a artrite reumatoide, ou modulando a extensão do movimento dentário ortodôntico.

EFEITO DO STRESS E DA INTERLEUCINA NA MOVIMENTAÇÃO DENTÁRIA ORTODÔNTICA[39]

O stress psicológico é um dos velhos cavalos de batalha da psiquiatria. Tem sido considerado como uma causa de psicopatologia grave e um fator de angústia mental considerável. Durante séculos, observou-se que a doença se segue frequentemente a acontecimentos de vida stressantes.

É frequente os pacientes apresentarem queixas funcionais e elevados níveis de ansiedade relativamente à sua aparência durante o tratamento ortodôntico. Sari et al indicaram que o nível de ansiedade dos pacientes e pais que estavam prestes a iniciar o tratamento ortodôntico era elevado.

Estudos de investigação referem que as queixas mais frequentes são a perturbação da fala, a perturbação da deglutição, a sensação de constrangimento oral e a falta de confiança em público. No entanto, a dor durante a movimentação dentária ortodôntica e a duração do tratamento com aparelhos são outros acontecimentos stressantes no tratamento ortodôntico. É de salientar que o stress pode ter origem noutras condições para além da má oclusão e do tratamento ortodôntico.

A estimulação do sistema hipotálamo-hipófise-adernocortical leva à produção de corticotrofina (ACTH), endorfinas e glucocorticóides. Algumas destas hormonas têm um efeito imunopotenciador, enquanto outras são principalmente imunossupressoras.

O cortisol, um dos glucocorticóides mais importantes, é uma hormona produzida no córtex suprarrenal após exposição a stress psicológico. Tem um impacto importante no metabolismo intermediário, induz um aumento da concentração de açúcar no sangue e influencia o metabolismo das gorduras. Para além destes efeitos endocrinológicos, o cortisol tem importantes propriedades anti-inflamatórias e imunossupressoras, inibindo a formação de linfócitos, induzindo a hiperplasia do tecido linfático, suprimindo a defesa imunitária humoral e reduzindo a síntese de algumas citocinas pró-inflamatórias.

O stress psicológico é principalmente imunossupressor. O cortisol é principalmente imunossupressor, causando depleção de leucócitos e retardando a sua função (principalmente linfócitos T e monócitos) e diminuindo a atividade das células natural killer (NK). O stress diminui a velocidade de cicatrização das feridas, prejudicando a resposta inflamatória e reduzindo os níveis de IL-1α, IL-6 e IL-8 no local da ferida. Vários investigadores sugerem que o stress emocional suprime as respostas imunitárias e é um fator predisponente na doença periodontal.

A perturbação do ritmo circadiano causada por stress psicológico, viagens ou padrões de sono irregulares pode afetar negativamente a produção de osteoblastos. Uma vez que as forças ortodônticas implicam os processos neurais e imunitários, e tendo em conta a natureza inflamatória do movimento dentário ortodôntico, é possível que o stress psicológico influencie o movimento dentário ortodôntico e os problemas com consultas e problemas estéticos.

CONCLUSÃO

1) A quantidade de movimento ortodôntico dos dentes no grupo experimental diminuiu devido ao stress psicológico.

2) O número de osteoclastos à volta da raiz na direção do movimento diminuiu devido ao stress psicológico, mas este processo não foi paralelo ao tempo e demonstrou uma diminuição não linear no número de osteoclastos.

3) Os ratos sofreram uma perda de peso devido ao stress psicológico.

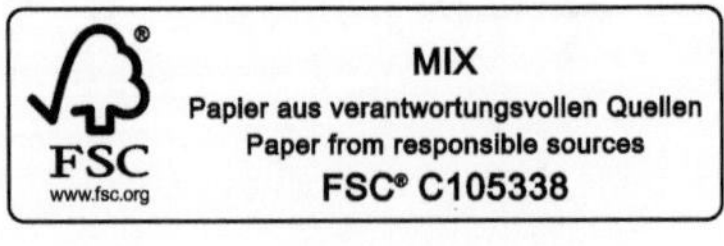

Printed by Books on Demand GmbH, Norderstedt / Germany